"不会休息就不会长久。"

——奥维德

TIME OFF

正确的活法
懂 得 休 息

〔美〕约翰·菲奇　马克斯·弗伦泽尔　著

史东辉　译

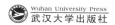
Wuhan University Press
武汉大学出版社

图书在版编目（CIP）数据

正确的活法：懂得休息／（美）约翰·菲奇，（美）马克斯·弗伦泽尔著；史东辉译. —— 武汉：武汉大学出版社，2023.11
ISBN 978-7-307-23954-8

Ⅰ.正… Ⅱ.①约… ②马… ③史… Ⅲ.休息－通俗读物 Ⅳ.R163-49

中国国家版本馆 CIP 数据核字 (2023) 第 158551 号

Time Off © 2020 John Fitch, Max Frenzel and Mariya Suzuki.
Original English language edition published by Time Off LLC
1502 Newning Ave, Austin, TX, 78704, USA. Arranged via
Licensor's Agent: DropCap Inc. Simplified Chinese rights arranged
through CA-LINK International LLC. All rights reserved.

责任编辑：李东旭　　　责任校对：冯红彩　　　版式设计：智凝设计

出版发行：武汉大学出版社 （430072 武昌 珞珈山）
（电子邮箱：cbs22@whu.edu.cn 网址：www.wdp.com.cn）
印刷：三河市祥达印刷包装有限公司
开本：880×1230 1/32 印张：11.5 字数：184 千字
版次：2023 年 11 月第 1 版 2023 年 11 月第 1 次印刷
ISBN 978-7-307-23954-8 定价：58.00 元

致敬所有伟大的领袖、自由的灵魂、创意工作者、专职奶爸奶妈、企业家、提前退休者、梦想家，以及支持休息的拥护者们，不管是过去的，还是现在的，感谢你们敢于打破乏味的工作模式，摆脱忙碌喧嚣，以自己的实际行动和休息准则，证明认真休息的种种好处。

目录

何为休息？

纵观历史，关于休息哪里出错了？

睡眠

运动

独处

反省

玩乐

旅行

科技

未来的工作

我们的故事

致谢

何为休息？

设想自己：

·信步走在树林或家附近的公园里，漫无目的，走着走着，突然茅塞顿开，想到了如何解决困扰自己许久的问题。你清清楚楚地明白接下来要做什么。

·因为需要专注，所以打开手机勿扰模式，按下平板电脑休眠键。没了消息推送，你创意迸发。

·忙碌了一天，终于能放松一下，瘫到舒服的床上，闭上眼睛，慢慢进入8小时的梦乡，醒来满血复活，精力充沛。

·事业上取得阶段性胜利，你没有乘胜追击，而是停下来先度个假，飞去意大利学做意面，又或者跑去新西兰露营几周，只为找到生命的下一个目标。

·一个周三的下午，你搁下工作，沉浸在自己的爱好中，逐渐找到自我，度过美好的几个小时。

·和好久不见的老友一起用餐，其间，老友嬉笑连连，你也跟着开怀大笑。这一次，你们没有讨论工作，而是畅谈各自儿时做过的疯狂趣事。

·打电话跟父母聊了好久，你很开心，因为你已经忘记多久没跟他们这样聊天了。

　　这些场景是否让你感觉平静？上一次做这些事情是什么时候？你每隔多久会让自己从繁忙的工作中抽身休息一下？忙碌是否经常在你的生活中位列第一？

　　人们常常以为休息与工作是对立的，要么休息，要么工作。说到"休息"，很容易默认成周末及工作中的节假日，觉得休息就是瘫在沙发上打游戏，或者躺在沙滩上喝鸡尾酒。然而这本书讲的不是度假，最起码不全是。这本书也不是倡导大家懒惰，更不是教大家懈怠。远非如此！这是一本实用手册，教我们不被工作和压力淹没；教我们生活得更幸福，更富足，更充实；教我们成为最具效率和创意的自己。我们非常需要如此（这似乎与大家的理解不一样，希望看完这本书能帮你解开疑惑）。

　　2019 年，世界卫生组织把"工作倦怠"（burnout）作为一种职业现象列入《国际疾病分类》。压力、焦虑、理想幻灭等现象比以前更为普遍，尤其在千禧一代中。高压、过劳正在摧毁我们的创意，残害我们的社会。

　　正如我们觉得自己可以像机器人一样夜以继日地高效工作，我们同样需要远离日常的忙碌喧嚣。就算我们能够日复一日满负荷地工作，也不应该如此。人生中很多精彩的体验是在休息、反省、自我复原中出现的。不管是思想，还是身体，都需要从持续的压力中，从被占用的时间和脑力中抽离片刻。要实现人生的既定目标，比如创造、领导、奉献、影响他人，不光需要职业道德，也需要休息准则。

找到自己的休息准则

深吸一口气，并屏住气。

坚持住。你能屏住呼吸多久？30秒，几分钟？坚持不了多久，毕竟我们都需要呼气。

把工作想象成吸气（某种程度上的确很像，身体需要空气，同样地，成就事业需要职业道德）。人们根据良好的职业道德，制定、执行、协调、管理、实现、完成各种事情。制定任务清单好比吸气，执行项目是吸气，让想法变成现实也是吸气。

但是我们不能只吸气，终归需要呼气，休息准则就像呼气，同样重要。

合理的休息准则能激发灵感创意，有助于自我恢复，找回热情，保持激情。发现新视角是呼气，构思和顿悟时刻是呼气，在脑海中酝酿远大的想法是呼气。呼气是为了更好地吸气，休息准则也同样能更好地服务职业道德。

在进一步探讨休息准则前，首先要弄清楚什么才是良好的职业道德，毕竟人们常常把职业道德跟努力工作混为一谈。贾森·弗里德和戴维·海涅迈尔·汉森在其著作《重来 3：跳出疯狂的忙碌》中给出了很好的定义：

> 良好的职业道德绝不是工作随叫随到，而是完成计划的工作，认真投入每天的工作，尊重工作，尊重客户，尊重同事，不浪费时间，不给别人带来麻烦，不当绊脚石。

加班不代表高效，好的职业道德追求的是高效工作，而非超量工作或者瞎忙活。如今，市场上不乏图书教你如何改进和完善职业道德，比如《高效能人士的七个习惯》《坚持不懈》《掌控力》《走向专业》等。但这本书关注的是你的休息准则，是你的休闲娱乐，是你在闲暇时间可以产生的无限创意和伟大想法。

所以，理想的休息准则应该是怎样的？

这本书会告诉你，休息绝非简单地放个假，良好的休息准则也不仅仅是少工作，而是知道如何利用时间，知道瞎忙活与生产力是两码事，承认并接受自己需要休息和逃离，划清界限，学会拒绝，给自己时间和空间去思考，反省自己对成功的定义，最终挖掘自己最大的潜能。

职业道德和休息准则就像硬币的正反面，缺一不可。可如今，人们仿佛总是提着一口气。如果没有热情和创造力，我们的职业道德能起多大作用？如果我们心力交瘁、筋疲力尽，何来领导力，何来世界需要的伟大新颖的创意？

本书的创作团队最先体会到呼气的必要性。约翰·菲奇曾经处于人生的临界点，一次休假改变了他的命运，让他对时间有了新的认识。以前马克斯·弗伦泽尔忙忙碌碌却毫无成果，后来他去山区住了一段时间，在那段宁静的日子里，他开始反省自己读博那段轻松又高效的日子。我们跌跌撞撞、弯弯绕绕了一大圈，才明白休息准则的重要性。我们特写本书，只为给读者开辟一条捷径。

休息可以随时随地

你知道吗，爱因斯坦经常出海划船享受静谧；也总会花一个下午去散步健走，走到酒馆就坐下来看报纸。这本书里会介绍各色各样的人精彩纷呈的经历，发明家、时代变革者、诺贝尔奖获得者、思想领袖、亿万富翁、知名艺术家，乃至希腊诸神，以及我们身边的普通人。他们都在培养新习惯，训练新思维，学习可行的新观念。他们中很多人找到了自己的成功模式，却没有被压力弄得筋疲力尽。他们工作出色，不是因为不休息，恰恰是因为会休息。

我们并不是说这些方法适合所有人，你甚至会发现书里很多建议前后矛盾。休息是因人而异的。有的人在独处中找到自己，有的人却更适合在人群中；有的人通过运动获得力量，有的人则需要彻底休息。只要方法得当，工作也可以是一种休息方式。我们想向读者展示古往今来各种成功人士的方法、策略和习惯。以此为激励，希望读者能够择优融合，不断尝试，取其精华，去其糟粕，为己所用。

在互联网时代，一家公司如果没有百万资金，没有夜以继日地运作，是否能够立足并发展壮大、获得成功呢？答案是肯定的。很多人已经成功做到了，比如企业家斯蒂芬·阿斯托尔、布鲁奈罗·库奇内利，我们可以从他们的经验中学到很多。

是不是为了保持竞争力，就必须放弃自己的各种爱好，专攻某个领域？当然不是！实际上，人工智能（artificial intelligence，简称AI）已经能够胜任某些工作，爱好广泛反而能让人更好地了解相关领域。软件工程师（说唱歌手）布兰登·托里、专栏作家蒂姆·哈福德的故事就是证明。

如果你位高权重，成千上万的人都指望着你，你敢放松吗？身为领导，要想高效又体恤他人，就必须学会放松。两千年前，古罗马皇帝马可·奥勒留对此深信不疑；现在，商界大亨理查德·布兰森亦是如此。

如果不牺牲休息时间和私人生活，是否能够成为业界一流？肯定能！顶尖运动员勒布朗·詹姆斯和菲拉斯·扎哈比，都明白这点。知名厨师爱丽丝·沃特斯、马格努斯·尼尔森，演员露皮塔·尼永奥也不例外。

就算不是公司高层，不是罗马皇帝，不是自由撰稿人，也没想着成为职业运动员或顶级大厨，也可以有很多方法在日常办公中适当休息，咨询师莎拉新井、财经博主皮特·阿德尼，还有很多其他人的经历都是证据。

这些人的共同之处在于，都不再认为瞎忙活和不停歇是通向成功的唯一路径。"忘掉所谓兢兢业业的神话"，贾森·弗里德和戴维·海涅迈尔·汉森呼吁，"别再把加班加点跟职业道德画等号，这些既不能让你成功，也不能帮助你保持平和心态"。但是良好的休息准则可以。

我们很快就会在下文中看到，历史上的英雄伟人都明白休息的必要性，而且这一理念从未过时。虽然今天很多人嗤之以鼻，但较之以往，休息的实用性和必要性，只会有过之而无不及。认识到这一古老智慧并付诸实践的人，都已从中受益。

这本书通过具体的话题，比如创造力、睡眠、玩乐，借助大量科学证据、各种鼓舞人心的故事，探索休息的各个维度，提供详尽可行的建议，帮你养成自己的休息准则。看完本书，你会明白，不久的将来，因为自动化和 AI 的发展，只有机器无法复制的东西，比如创意、发明、人性等，才能顺应需求。为了适应未来，在未来取得成功，我们需要找到合适的休息准则，要比以往更懂得休闲娱乐。我们需要休息。

进入正题之前，要先思考一个问题：究竟是哪里出了问题，我们是怎样走到了忘记休息的地步？

纵观历史，关于休息哪里出错了？

回看历史上的英雄伟人们，不难发现一个共同点：虽然跨越几千年，涉及诸多领域，涵盖各个行业，各有各的方式，但这些影响深远的思想家、实干家、创作者，都深深地明白休息的价值，奉之为美德，而不是视为恶行。最终，他们的伟大超越了生命，超越了时间，不是因为不休息，而是因为会休息。

1932年，伯特兰·罗素在其经典作品《悠闲颂》中提到，恰恰是休闲娱乐，我们才能取得时至今日都让人惊叹的文明成就。他指出，工人阶级数量大，有闲阶级数量少却享有特权。罗素承认，"有闲阶级享有的便利缺乏社会公平的基础"，但"它还是对我们所说的几乎整个文明做出了贡献。闲暇培植了艺术，发现了科学，产生了各种著作，带来了哲学，改进了社会关系……没有有闲阶级，人类无法结束野蛮状态"。

然而，看看现在的工作文化，似乎截然相反。忙碌、压力、加班通常被视为荣誉勋章，用荣誉表明我们是多么的有成就。如果有谁按时下班，每天充分休息，绝对不如那些加班加点、寸步不离办公桌的人效率高，对吧？

　　难道这些历史伟人都是特例，显然不是；难道罗素关于什么真正塑造了现代文明的想法只是随口而谈，当然也不是。一路走来，有些东西似乎出错了，不知何时偏离了方向，我们最终忘记了休息的价值。正如作家纳西姆·塔勒布所说："只有在近代历史中，努力工作才被标榜为荣誉而非耻辱。"正因为有了这种错误的荣誉感，我们的文化才陷入各种精神疾病、过劳、不幸的危机之中。就连我们拼命追求的一件事——生产率，也因此陷入危机。

　　在过去的大部分时间里，人们都明白，要全身心投入工作，就必须关掉工作模式，找到繁忙工作和高质量休息的平衡。可现在，大多数人无法做到全身心，而是徘徊在一种"5%"的状态中——既不能彻底沉浸于工作（因为不知如何专注），休息时也无法彻底放下工作。问题在于工作效率是具备累积性的。两个小时的"50%"，绝不等于1个小时的"100%"所带来的效率，需要创意的工作，更是如此。如今越来越多的工作涉及创意，工厂重复性的工作已经日渐式微。

　　幸运的是，极少数人掌握了休息的价值，他们像曾经的伟人一样，经营着企业，影响着社会。而越来越多的人也重新发现学会休息的重要性（希望本书能说服你们中的一些人参与其中）。

　　在讨论这个问题之前，我们首先要了解哪里出了问题，了解我们为什么会如此扭曲、适得其反，了解我们是如何忘记休息同样重要的。欲知其因，要先回顾历史，看看伟人如何平衡工作和休息。

时间之初

　　很久以前，时间并不是我们现在所采用的时间。对以游猎采集为生的祖先们而言，自然周期和当下时刻更重要。饿了就去打猎，天黑了也累了，就去睡觉，并不存在当今社会所谓的工作。工作只是"供给"：提供住所，使人不被抛弃；提供食物，使人不会挨饿。

　　生活在一个地广人稀、自然资源丰富的世界里，这些觅食者只需要在白天"工作"几小时，就可以满足未来3天的开销。据统计，他们的日平均工时不超过3小时，所以有大把时间做自己喜欢的事。这种生活方式保证了充足的睡眠和休息，长期压力几乎不存在（但对大型捕食动物者来说，偶尔会有急性的健康压力）。忙碌、过劳及相关疾病，都是现代文明的产物。

　　一万年前一切都变了。新石器时代革命发生，永久定居及农业随之出现。人们不能只是满足基本需求，而需要考虑长远。打个比方，为了下一季丰收，需要提前播种。农业需要人们花时间悉心照料庄稼和家畜，要早做计划，比只靠游猎为生的祖先要考虑得更为长远。在那之前，时间是不存在的，是之后才有了时间。

　　社会稳定后，私人财产这个新概念也随之出现，于是人与人之间出现了竞争。对于游猎者而言，超出部落基本需求的工作毫无意义，甚至是一种浪费。可到了农耕社会，突然冒出了私人财产，人们开始一个比一个努力工作。这是第一次，人们把时间和努力直接跟工作回报挂钩。

　　起码开始的时候，人们充分利用了社会的稳定性，创造了更大的社区。美索不达米亚人制造了轮子，发明了数学；中国人掌握了丝织，发明了纸张；埃及人建造了金字塔，形成了详尽的宗教文化。文化开始兴盛。在古希腊、古罗马，以及东方文化中心，各种影响深远的伟大想法以前所未有的速度涌现。紧接着，我们见证了民主制、哲学、天文学、数学、戏剧、文学等不断出现，并最终形成了现在这个世界。

尽管如此，在现代社会，这些古希腊人、古罗马人，或者不穷、也没被奴役的人，一定会被说成是懒汉。而对社会做出巨大贡献的人，都希望不用工作。在他们看来，需要工作的人不算成功。恰恰正是休闲为主的生活，为产生哲学、游戏、文学、家庭生活、运动提供了时间，最终使得文化繁荣发展。如罗素后来所说："休息，对文明至关重要。"古希腊哲学家亚里士多德也认为，休息不仅重要，更是人人都渴求的终极理想。工作是必需品，而休息是奢侈品。

人物档案：亚里士多德

古希腊哲学家（公元前 384 年—公元前 322 年）

"我必须再次重申，一切行为的首要原则是休闲。"

"生活无非是工作和休息，战争与和平。而行为，一半是因为有用、有必要，一半是因为高尚……正如战争是为了和平，而工作则是为了休息，有用又必要的活动是为了高尚。"

公元前330年，希腊雅典，亚里士多德在他创办的逍遥派哲学学园中努力工作，研究领域包括逻辑学、形而上学、数学、生物学、植物学、伦理学、政治学。然而这些今天被定义为知识型工作的东西，对亚里士多德而言，是一种休闲，但不是随随便便的休闲，是一种高尚的休闲。

亚里士多德意识到，纯粹的工作和高尚的休闲的区别，关键在于：我们是为何而做。工作是有目的的，很功利；而休闲，则只是为了休闲，追求的是意义而非目的。鉴于此，亚里士多德认为休息不同于休闲。他觉得，休息总伴随着问题："为什么休息？"答案是："为了更好地工作！"在亚里士多德的体系中，我们休息是为了工作，工作是为了休闲。可休闲是体系的顶端，不应该掺杂其他。

今天，虽然我们把亚里士多德追求的东西称为"工作"，而这些对他则是休闲。他的思考大多是纯粹的沉思，在他看来，思考只是为了思考，没有其他附属品。他"研究哲学是为了求知，不是为了实用"。"没用"的东西比"有用"的东西更重要，它们本身就是一种美好。可惜，就算是当今最"纯粹"的知识型工作者们，也没有做到完全不带目的。再没人懂什么是高尚的休闲。

这深深影响了我们的生活，不管是个人层面，还是社会层面。解读一下亚里士多德的观点就是，如果我们总忙于工作，或者为了更多地工作才去休息，就会没有时间和激情去过更高尚的生活，也无法为社会和文化做出贡献。这样一来，社会就会变得毫无休闲，没有了休闲，也就没有了伟大的思想。

真正的休闲，高尚的休闲，不是顺从，不是消遣，而是寻找带给人类成就感的活动。正如高尚休闲项目博客上所说："追求休闲，是为了自由开展研究和活动，培养品质，比如音乐、诗歌、哲学，这些才是终极的高尚休闲。"试想一下：除了工作，还有什么让你有成就感？你是否忽略了它们？

虽然我们可能已经基本忘了亚里士多德的休闲观，但他的很多思想经久不衰，继他之后的很多思想家深受鼓舞。我们不仅希望，在高尚休闲复兴之初就找到自我，更希望本书能够讲清楚高尚的休闲。希望你们能够加入。

亚里士多德提醒我们："一个人的行为，不光要看是否必要、是否有用，更要看是否高尚。""人的天性不光是合理地工作，也是为了高尚的休闲活动。这些活动象征着繁荣，其他一切都始于此。"所以，让我们用高尚的休闲搭配工作，为休息而休息，而不是为工作而休息。每个人都要明白这一点，这是根本。

练习

学会高尚休闲

　　高尚的休闲是最终目标，是闪烁的信号灯，希望高尚的休闲能引导你读完本书。如果能实现高尚休闲，就能真正掌握休息的艺术；而要学会休息，就要先认识到休息的价值。所以，我们继续讨论亚里士多德所说的"关键在于：人休息时会进行什么样的活动"。虽然亚里士多德给了答案，但今天我们要找到自己的答案。希望接下来的文字能帮你找到答案，找到回归高尚休闲的道路。

时间宝贵，工作重要，休闲高尚

　　亚里士多德时期，整个社会崇尚休闲。天主教哲学家约瑟夫·皮珀在《休闲：文化的基础》中指出，希腊语中"休闲"为"skole"（σχολή），后演变为拉丁语中的"scola"，现代英语中的"school"（学校）一词即源于此。所以学校本质上是为人们提供文化和休息的场所。[①] 事实上，希腊语和拉丁语都没有"工作"一词，只有休闲的否定形式（希腊语是 a-solia，拉丁语为 neg-otium）。

　　在如今皮珀称为"只有工作"的世界中，"活着是为了工作"的想法被视为理所应当，否则就是荒唐。要转变观念很难，但是我们依然可以向古人学习，而且应该学习。

　　所谓"脑力工作者"，明显是现代社会的产物，体现了我们对工作的看法和理解是如何改变的。历史上，只有有闲阶级才能探索知识，根本不用工作。古人认为知识是

---

① 如今，或许有人会说，教育系统大多是培养适应繁忙生活和工作的人。记得这个词源自然好处多多，正如皮珀所说，要知道"教育不是培训，文化也不是指令"。皮珀呼吁我们回归休闲本身，"必须忘掉偏见，忘掉过度高估工作的偏见"。

很容易接受的，只需要通过观察世界就能得到。知识需要空间去消化，需要时间去思考。古希腊哲学家赫拉克利特称之为"倾听事物的内在"。

很多时候，脑力工作基本上是高尚的休闲活动，但亚里士多德及其他同一时代的人，不可能认识到这一现代观念。在社会层面上，我们已经忘记了重点，把工作和休闲混在一起，把休息视为懒惰和懈怠。时间一长，努力工作就成了美好品德。所以直到今天，工作和美德混为一谈的作风依然影响着我们，而幕后黑手是人们慢慢形成的时间观。

看得见的时间：生产力就是一切

大部分的人类历史中，工作不需要监督，人们可以用自己的方式工作和生活，只要有成果即可。如果不买别人的成果，而是买别人的时间，这种想法是很荒谬的。而那时对时间的定义也截然不同，是按自然循环，或完成一项任务需要的时长衡量的。

在《时间、工作纪律与工业资本主义》一文中，历史学家爱德华·帕尔默·汤普森讲述了原始人的故事。古人的时间计算观念，通常是根据照料家畜，或者维系社会关系的时间计算的。牛去吃草，就计一个时间，之后到了放羊时，又计一个时间。时间间隔亦是以此计算。在马达加斯加岛，"煮饭时间"就是一个常用的间隔（大约30分钟）。

按照任务周期计算时间的观念是最合理的。只有奶牛准备好了才能挤奶，而不是因为到了"挤奶时间"；船只也必须根据潮涨潮落出海。这种时间观念也很容易理解，而且按照汤普森的说法，这样也可以把"工作"和"生活"分开。工作日时长或工作合约根据任务而定，劳动和"消遣时间"冲突不大。只需要做完该做的，不需要担心时间问题。

可随着业务日趋复杂，人们不得不合作，有时甚至需要跨区域，自然就要设定工作时间。按任务计时的体制被打破，而按时间工作的制度成为主流：你必须和他人同步，"按时"上班。

忽然间，谁要是不能遵守新的体制，就是"浪费时间，缺乏紧迫感"，汤普森如是写道。"工作的时间"和"自己的时间"就有了明显的界限。他说："当不再是任务，而是时间的价值占据主导时，时间就是金钱，时间是花掉的，不是度过的。"也就是说，你的时间对他人而言非常宝贵，时间可以交换其他，不再独属于你，而是成了商品。

这个变化，不仅是时间的转折点，也是休闲的转折点。时间变成有价通货，可以换成金钱，休息的价值就随之减少。更有甚者，休息成了浪费，等于烧钱。如果不利用时间做点什么，如果没有成果，就是浪费时间。毕竟，你呆坐着什么也不干，没人会给你钱（至少现在不会，但我们会朝着那个方向努力），他们只会为你用时间换来的东西买单。你的产量清晰可见，能证明你花费了多少时间。

产出并非唯一能让时间可见的方式。自14世纪起，大型的城市或集镇上，很多公共场所或教堂塔楼装上了时钟。声音传播要比视觉远得多，所以教堂钟声、工厂汽笛声都可以用来提醒时间，提醒大家合理安排活动：到时间祷告了，快点去！到上班时间了，不要浪费你的时间，更不要浪费老板的钱，提高效率！各种各样吵人的计时器随之出现，最终变成个人闹钟（现在多是手机闹钟）。闹钟每天早上都会叫醒我们，仿佛喊着："快一点！行动起来！时间在流逝！"以此开启每一天。

如今时间与价值密不可分，而休息成了浪费时间的行为。但是另一方面，一种无形的力量正开始发挥作用。受其影响，时间及时间利用带来的价值，变成了人的价值。不过继续探讨之前，要提醒各位，时间绝非只有一种方式去评判。

人物故事：凯洛斯（Kairos）和柯罗诺斯（Chronos）

古希腊神

> "每个时刻都是时间，但不是所有时间都能称为时刻。"
>
> ——希波克拉底

你可能没意识到，讲到古希腊诸神时，通常都是按时间顺序；不管是腕表、手机屏幕，还是烤箱上面，都能找到"时间"项。我们时不时查看时间，只为准确协调行程，不迟到。如果不知道自己能否"准时"，就会倍感压力。希腊神柯罗诺斯被视为时间之父，代表着计量的时间：分、秒、日历、闹钟等，提醒我们起床，开始每天的任务。

现代社会更崇尚柯罗诺斯。他的作用更大，如果没有他，很多现代文明就无从谈起。但时间还有一种截然不同的说法：另一位希腊神凯洛斯，象征着一个独立的、强大的时间概念，却未受到足够重视。如果柯罗诺斯是时间之父，那么凯洛斯就是酷叔叔，值得经常跟他闲逛一下。

神学家布鲁斯·米勒在《你的生活节奏》一书中，把希腊神柯罗诺斯描述成"睿智的长者，长着花白胡子，拿着一把在黄道十二宫制成的弧形镰刀。而凯洛斯则是宙斯最小的儿子，代表着机遇。按伊索所说，凯洛斯跑得飞快，光秃秃的头上，只有前额有头发，所以他的头发只能从前面扎起来。只有凯洛斯靠近的时候，你才能抓住他，一旦他从你身边走过，就是宙斯也无法把他拽回来"。

我们和两位神都有交集。米勒用日常经历解释了两位时间之神的区别："如果跟爱的人相处3小时，时间过得很快，但如果听3个小时无聊的讲座，时间就过得很慢。柯罗诺斯就是相同的3小时，而凯洛斯就不一样了，可能是飞逝，也可能是煎熬。柯罗诺斯主要是活动所需时间量的维度，而凯洛斯则是质的维度。"

古希腊人很好地处理了这两种神赐的不同节奏和博大智慧，没有谁比谁好，但是明白应该关注哪一个，可以让你更好地平衡、专注每天的生活。计划过度，执着于时钟时间，就会错过某些时刻。如果感觉被工作淹没，劳累过度，很有可能是你太执着于柯罗诺斯，而换到凯洛斯的维度则可能有所帮助。

凯洛斯是时间质的维度，而非量的维度。你是否有过这种感受：某天工作了许久，却毫无效率？而另一天只工作了一小会儿，却完成了很多工作，进展很大？凯洛斯就在这些流动状态里。洗澡或者散步时，突然灵光一现，问题有了突破，这一刻就是凯洛斯时间。我们无从知道凯洛斯何时出现，但固执于时钟时间，就看不到当下时刻。休息其实是为一些无法得到的时刻创造机会。

我们太过关注柯罗诺斯时间，总会抱怨时间"不够用"，害怕没时间，所以每天都挤时间，但小时候的我们可不是这样的。

孩童时期，我们感受到的更多的是凯洛斯时间。我们会跟小伙伴玩一整天，跟随直觉冒险玩乐，漫无目的。无所谓迟到早退，所有人都沉浸在当下的时刻，不关心时间。比起长大后的日子，那些时光似乎被延长了，没有日程表，只是自然地一项接一项地玩。可长大后，我们大多数人就不那样了，因为成年人需要生活在"现实"的世界中。

　　其实不必这样。如果跳出柯罗诺斯时间，放慢节奏，多多练习"可能性"思维，就有机会找到另一种感受时间的方式——不再介意时间的流逝，而是关注每一刻的品质。

　　工作中开了一个没有议程计划的会，你不喜欢，时间质量一定低。跟朋友出去野餐，畅谈一番，有了新的感悟，时间的质量自然高。这种看待时间的方法不是我们的功劳，而是约翰·菲奇从希腊人那里学到的智慧。

　　希腊伊卡利亚岛的一位睿智女士在和约翰吃饭时讲了凯洛斯的故事。伊卡利亚岛居民以长寿著称，被称为死神遗忘之岛，约翰想知道岛民保持健康的原因。女士说岛民之所以长寿，是因为他们用的是凯洛斯时间，而不是柯罗诺斯时间。她不慌不忙地解释道，太在意柯罗诺斯会让人压力变大，因为没人能控制时机。太关注于时间的量，就会因担心不可控的东西而焦虑，这正是沉迷柯罗诺斯的副作用。岛上居民之所以压力不大，是因为他们有意不让自己成为时钟和手表的奴隶，而是打开大门，迎接有质量的每一刻。

练习

享受没有柯罗诺斯的一天

找一天，有意提醒自己不要关注手表或时钟。根据工作和其他活动的节奏选择休息或忙碌。试想一下，如果一整年都有条不紊地平衡工作强度与休息质量，自己的身心会多么健康。不要过于依赖柯罗诺斯，而是试着关注凯洛斯。不要急于寻求平衡，而是学会在两者之间平稳过渡。

时间越是宝贵，工作就越高尚，休息就成了罪过

由于柯罗诺斯时间占据主导，有关时间绝对、通用的概念就成为主流，也就随之出现了另一个相关的概念。18世纪伊始，"时间纪律"逐步形成。很多人不再沿袭传统，

没有去当学徒学一门手艺，然后自己开店做生意。相反，越来越多的人选择去工厂，虽然工作时间长，但不用操什么心，休闲时间没什么事做。很快，中上层阶级就开始思考穷人空闲时间会做什么。一群无所事事的老古板开始关注别人如何打发时间。

于是，所谓的精英们提出了职业道德（穷人不能闲着，必须时刻工作，否则他们就会虚度光阴，喝酒买醉）。他们担心这些精神未合理开化的人无法正确地利用空闲时间。他们觉得：底层阶级最好就是工作。爱德华·帕尔默·汤普森引用过一张1755年的传单内容："因为要早起，所以穷人必须按时入睡，从而减少彻夜狂欢带来的危害。"他还引用过一张传单说早起"能让家庭生活更规律，经济收入多一分"。没错，这样能帮助精英们控制底层阶级，这的确是为穷人着想。

为了让所有人接受"职业道德"的说辞，新教徒上层阶级利用宗教赋予工作神圣的理由和意义。社会学家马克斯·韦伯提出了"新教伦理"，把工作上升到了最高的道德层——上帝创造人类就是为了让他工作。按这种新思考方式，上帝故意没把世界建好，就是为了让人类通过劳动完成大业。评论家托马斯·卡莱尔是这种新理论的拥护者，他曾说："一切工作，即使是棉纺织，都是高尚的，工作即高尚……一个人若是找到适合自己的工作，他便是幸福的，就别再祈求其他的幸福了。他有工作，有生活目标……一切工作都是神圣的，在所有的工作中，都有一丝神圣存在。劳动，像地球般宽阔，天堂般崇高。"

我们不能再忘记亚里士多德的理念了，不能忘记休闲很有必要，很有帮助，很高尚。卡莱尔置之不理，谴责休闲，宣称只有工作才是高尚的，很多同时期的神职领袖很是赞同，应声附和。汤普森引用英国清教徒领袖理查德·巴克斯特对时间利用的看法："把每一分钟都当成最宝贵的东西去利用，负责任地度过每一分钟。"

这样一来，就为今天对忙碌和工作的崇尚奠定了基础。工作不停和美德绑定，就这样悄无声息地渗透到我们的文化和自我意识中。后来，即使宗教协会消失了，这种伦理依然根深蒂固。你利用时间的方式，反映了你的为人。是高效还是拖沓？工作是种美德的理念已经深入人心，很难改变，尤其是在知识经济时代。

人类学家大卫·格雷伯在《毫无意义的工作》中指出："人们达成的共识不是工作是对的，而是不工作是错的，任何不努力把并不喜欢的工作做好的人，都是孬种，是骗子，是懦夫，是卑鄙的寄生虫，不值得同情和救济。"努力工作的人必令人钦佩，逃避工作的人必令人可耻。

　　没人知道为何如此，但都深受折磨。为了配上我们的报酬，必须装得很忙碌，压力很大，特别努力；没人喜欢工作，所以工作才会有报酬。我们的处境很诡异：人们一边用工作证明自己的尊严和价值，一边又讨厌自己的工作。格雷伯称其为"现代工作的悖论"，但清教徒却觉得悖论并不存在，一切都刚刚好。如果把工作看作培养性格的工具，越讨厌工作越有好处。因为讨厌工作，所以才显得我们很高尚，有价值。在现代社会，忙碌、压力、劳累都是神圣的自我牺牲。

你的时间属于上帝、老板、其他任何人

　　19世纪，工业革命中出现蒸汽动力，新教工作伦理也早已深入我们的文化和精神。工作努力且高效，无疑是道德巅峰，很多人以努力工作自诩，认为自己比老板高尚。人类学家迪米特拉·杜卡斯和保罗·达伦伯杰在其《财富

的福音，工作的福音》一文中写道："工作是神圣的职责，在道德上、政治上，劳动者比无所事事的有钱人优越。"

随着宗教慢慢丧失其至高无上的控制权，精英群体开始质疑为什么工作是对的，而休息不对。新兴的工人阶级不再把懒惰看成违背上帝的罪行，而是把它说成偷窃。老板为员工的时间买单，所以觉得这些时间归他们所有。

如此一来，工作成效就显而易见，但无法总如老板所愿。虽然一开始用时间换取报酬前，要先让时间有所产出，但现在这一步已经用不到了。如果工资是按小时支付，而不是因为工作高效而给的奖励，反而更像是用毫无意义的瞎忙惩罚你。就算你完成了工作，也必须把屁股贴在椅子上，因为老板付了钱。

发生这些变化后，工人的需求也随之改变。他们要求增加时薪，付加班费，减少工作日等，这些都建立在出卖时间的基础上。这些要求非常合理，毕竟工人们平均每周工作 6 天，每天长达 10 至 16 小时。慢慢地，人们意识到时间属于自己，应该有更多的休息时间，所以工人们开始争取更多休息。今天的五一劳动节，也就是五一国际劳动节，全世界劳动人民依然会放假庆祝，以纪念 1886 年爆发的大罢工——工人阶级游行示威，要求拥有"自己的时间"，要求实施 8 小时工作、8 小时睡觉、8 小时休闲的制度。

　　这场运动历经数十年，但是最终成功了。1926 年，企业家亨利·福特采用每周 5 天、每天 8 小时的工作制度（同时大幅度增加工资，远超行业标准）。福特为何这么做？不只是因为他心善，虽然他确实心善，但他这么做更多是因为现实及商业推动。首先，他明白更好的工作条件能吸引更多优秀人才。事实不出所料，能工巧匠们纷纷从对手那里辞职，跳槽到他的工厂。

　　其次，他知道，如果没有休闲时间，或者累得没力气娱乐，人们就不会花钱消费。用福特的话来说就是："休闲时间越多，就越需要衣服，会吃更多东西，也需要更多交通工具……休闲是扩大消费市场必不可少的要素。工人阶级需要足够的休闲时间，才能够发现各种消费品的用处，包括汽车。"在以休闲为主的古希腊和古罗马，文化一片繁荣，所以福特相信，现代社会依然如此，就算被资本主义扭曲了这一点。休闲时间越多，经济越繁荣。福特宣扬的不是高尚的休闲，而是休闲有利可图。

　　最后，也是和本书主题最为契合的一点。福特发现，工作时间越短，效率越高，限制工作时间能激发更多优秀的创意解决方案。人们更多的是思考"如何"工作，而不是磨洋工。他深信："压力即动力，6天能完成的工作量，用5天时间一样可以完成。"而且，一般来说，工人休息得越好，就越有效率，越有动力，也不太会犯重大错误。福特发现，即使是手工劳动，忙碌也只能等于一部分效率。

就他个人而言，福特很早就支持复兴休闲文化，也是第一个认识到休息准则重要性的企业家。他指出，"休息和懈怠截然不同"。"我们不能把休息跟懒惰混为一谈……人们以为休息只有坏处，恰恰相反，休息可以带来很多好处。"他甚至大胆预测未来："每周5天、每天8小时的工作制并非终点，或许未来工作时间会继续缩短。"

福特推动了休闲的发展，也取得了莫大的成功，所以众人纷纷效仿。1938年，美国签署了《公平劳动标准法》，规定每周工作时间不得超过40小时。乔恩·斯塔夫和皮特·戴维斯在《快公司》发表的文章中写道："美国人对休闲过于乐观，很多专家认为工作周会彻底消亡。经济学家约翰·梅纳德·凯恩斯认为，因为技术进步，2030年前，每周工作时间会减少到15个小时左右。1965年，某参议院小组预测，2000年每周工作时间会只有14个小时。"

但是这种乐观并没有持续多久。工作是美德的观念深入人心，就算让我们休息，我们也早已忘记了如何休息。

我们必须跨越这条让脑力劳动者筋疲力尽的深谷，才能看到地平线上那片高尚休闲的乐土。进入黑暗的溪谷之前，我们要介绍一位当代"福特"，他比同时代任何人都要明白高尚休闲的意义和重要性。

人物故事：伯特兰·罗素

英国数学家、哲学家

（1872 年 5 月 18 日—1970 年 2 月 2 日）

"我想说，很严肃地，现代社会的多数伤害，都是工作是美德这种观念造成的，而合理减少工作才是通往繁荣美好的途径。"

"休闲是文明的必需品。在过去，因为大多数人的劳动，才有了属于少数人的休闲。而劳动之所以珍贵，不是因为劳动很好，而是因为休闲很好。随着现代技术发展，既合理分配休闲，又不伤害文明，是可能实现的。"

　　撰写本书的时候，我们查阅了维基百科，上面说伯特兰·罗素是"哲学家、逻辑学家、数学家、历史学家、散文作家、社会评论家、政治活动家、诺贝尔奖获得者"。作为数学家，他的目标是找到数学的逻辑基础，他和阿弗烈·诺夫·怀海德一起撰写的巅峰之作《数学原理》（全书共三卷，其中几百页都是在论证 1+1=2），在数学史上意义重大。作为哲学家，罗素可谓分析哲学的奠基人。他还曾获得诺贝尔文学奖，以此表彰"他诸多重要的作品捍卫着人道理想与思想自由"。罗素的种种成就可以写满满几张纸，丝毫无法与懒惰挂上钩。

　　尽管如此，罗素在休闲和偷懒上也是一把好手。他写的《悠闲颂》，就是最好的证明。1932 年，《悠闲颂》发表在《哈泼斯杂志》上，时至今日依然贴切，如同首次发表时一样，有过之而无不及。文章开头，他也提到了普遍的观念：懒惰是恶习。但他接着写道："世界上要做的工作太多了，工作是美德这种观念害人不浅，现代工业社会要宣扬一些与过去截然不同的观念。"世界已经变了，得益于现代技术，一个人的产量远超过去一家人谋生需要的量，可我们的思想却没有跟上节奏。所以导致了一些问题，其中一个就是不平等。罗素用例子予以说明：

　　有些人的发明创造能让同一个人生产出两倍数量的大头针。理想世界中，生产大头针的人只需要工作 4 小时，而不是 8 小时，其他一切都如往常。可现实世界里，这却被视为道德败坏。人们依然工作 8 小时，生产了太多大头针，有些老板破了产，而一半工人失了业。两种情况中，休息时间并无不同，只是现在一半人闲着，一半人过劳。如此一来，休闲带来了无尽的苦难，而不是幸福的源泉。还有比这更愚蠢的吗？

　　罗素深知这种错误的道德观是如何扭曲人们对工作的理解的。"工作的道德是奴隶的道德"，"现代社会不需要奴隶"。可反过来，拥抱懒惰的想法又与常理格格不入。他写道：

　　　　这种想法让富人震惊，因为他们觉得，穷人不知道如何利用闲暇时间。美国人已经很富有了，但依然工作很长时间。这些不愿意挣工资的人享有闲暇，除非这种闲暇是对失业者的严厉惩罚。

罗素和前人一样，认为休闲对文化和文明的繁荣至关重要："以前人们还是能够轻轻松松玩的，虽然因为崇尚效率，多少受到了点限制。现代人认为做任何事情都不是纯粹为了做某件事，而另有目的。"正因如此，我们没有了自由时间去创造文明和文化。"城里人的生活开始变得死气沉沉……这是因为工作已经耗尽了他们的活力，如果休息时间够多，他们自然会重新主动参与，享受娱乐活动。"主动参与，而不是被动消费。

罗素大胆预测：工作时间可能会，也应该减少到每天4小时。但他又很快补充道："我不是说要百无聊赖地打发掉其他的时间。"相反，闲暇时间和精力应该投入教育和为文化做贡献的活动中，不过工作时间减少后，这势必是自然而然的事情。"在一个不需要工作超过4小时的世界里，每一个对科学感兴趣的人都可以投入其中，每一位画家都可以自由作画，不管画得好坏，都不用担心食不果腹。" 文章最后，罗素构想了一个更懒惰的世界，"最重要的是，生活充满幸福和快乐，而不是神经紧张、疲惫不堪"。

练习

留点精力给休闲

你的休息时间是如何度过的？是积极主动，还是消极被动？如果是后者，是因为太累了，所以很多时候没有力气了吗？思考自己如何度过工作之外的时间，哪怕只有半小时，把精力重新放到好奇心、创造力、学习上。不要只是想，要像制订工作计划一样地写下安排。

看得见的时间 2.0 版：忙碌为王

20 世纪早期，许多杰出的企业家、思想家赞成休闲，在推动休闲，所以我们今天生活的世界，应该和古希腊、古罗马一样，也重视休闲，允许休息。亨利·福特也是这么想的。1926 年，他把每天 10 小时工作制减少到 8 小时，

　　他以为这只是迈出的第一步，后续会有更多措施不断缩减工作时长。很不幸，他大错特错了。

　　工时缩短的这种趋势不仅止步不前，甚至倒退了回去。2014 年，盖洛普民意测验显示，美国人均周工作时长达 47 小时，相比 1926 年福特的工人，多出近一天，这还只是平均数据，18% 的美国人声称自己每周工作超过 60 小时。我们的确回到了 19 世纪末 20 世纪初的水平。

　　我们本来有机会回到高尚的休闲生活中（至少能找到工作和生活的合理平衡），它原本触手可及，可惜道德标准出现错误，我们误入歧途，变得无比崇尚忙碌。我们筋疲力尽，忙忙碌碌，但效率低下。我们所处的文化中，经常歌颂忙碌、压力、过劳。长此以往，要么把自己累死，要么被机器人取代。

　　之所以出现这种情况，一部分是因为从手工业向脑力工作的转变。脑力工作者不像福特工厂的工人，不能用 8 个福特 T 型车的引擎来证明自己一天的工作，脑力工作的成果很难量化，想法是无形的。在《深度工作：如何有效使用每一点脑力》中，作者卡尔·纽波特，也是计算机科学教授，称脑力工作为"度量黑洞"。他认为，产量和深层工作，也就是真正带来创造创新性突破的工作，对多数脑力工作者而言，很难量化。所以，我们把"忙碌"和"产出"画了等号。比起真实的产出力或创造力，这样衡量更简单，也更容易体验成就感，不用真的完成什么。更不幸的是，这也是获得同辈和上级认可最快的方式。

忙碌，其实是没有产量的生产力，已经成为升级版的看得见的时间，占据着统治地位。对企业家和创作者来说，这很容易出问题。就像瘾君子总想寻求速效疗法，我们也揪着忙碌不放。因为不能直观看到进展，老板又不断提醒说我们的时间归他所有，所以我们越来越下意识地把时间等同于价值和美德。那些本可以选择过上亚里士多德高尚休闲生活的人，反而背道相驰，差之甚远。

然而，我们比以往任何时候都需要高尚的休闲。真正有效果的脑力工作恰恰无关忙碌，反而需要的是更难、更深思熟虑的方法，需要正儿八经地放慢时间。除了合理的工作伦理，我们也同样要有可行的休息准则。理想的脑力工作者就像手工艺人，追求的是精通和高质，而不纯粹是数量和重复性工作，这些早晚会被机器人和 AI 承包。

要知道创造性的工作具有多面性，而不是体力劳动者苦苦追求的单位生产力。大卫·格雷伯说："因为某些原因，我们，作为一个群体，一起决定最好让数百万人把生命耗费在填表、准备公关会议材料等事上，而不是让他们想干什么就干什么：织毛衣、遛狗、组乐队、尝试新菜谱，坐在咖啡馆谈论政治，八卦朋友们错综复杂的爱情绯闻。"

　　斯蒂芬·阿斯托尔既是企业家，又是作家，沉思时他悟出了这样的想法："如果你每天下午 1 点前完成工作，很容易看到你的兴趣如何成为一种不同的生产力。其在运动、学习、育儿、社会活动、社区等领域都有成效。生产力推动社会进步，创造更好的社会，远比在工作上的效率要长远"。这才是古人眼中的生产力，更专注在文化和生活的乐趣上，就算无法超过经济的作用，也会不相上下。效率是为了让生命充满意义，而不是为了"生产力"，效率是建立在高尚休闲上的。

　　我们能看到山丘之上的雅典卫城，象征着高尚休闲的回归，但我们身处的深谷太深，悬崖太高，要努力攀登。几百年的观念早已深入人心，就算这些观念源自何处无从知晓，但依然无法摆脱。所以现在，我们依然身处谷底，而且有时因为什么都不懂，甚至越挖越深。

　　企业家阿里安娜·赫芬顿曾经看到谷底有多深，但好在她找到路走了出来。

人物故事：阿里安娜·赫芬顿

美国媒体企业家、作家

　　"试想一下：如果员工出现任何一种世界卫生组织列出的工作倦怠的症状，比如筋疲力尽、消极或愤世嫉俗、职业效能低下，他们表现能好吗？是不是会直接辞职？"

　　对创办了《赫芬顿邮报》的阿里安娜·赫芬顿而言，只是放假远远不够。她的新闻和博客，在互联网上是阅读、转发和引用最多的新闻品牌。在外，赫芬顿是众人都想成为的成功人士，是《时代周刊》全球百大最具影响力的人之一，也是福布斯最有权势女性之一。2007年，《赫芬顿邮报》刚刚运营两年，赫芬顿每天工作18小时。有一天，她醒来发现自己在书桌下，晕倒在一摊血中，颧骨骨折，这给她敲响了警钟。

　　赫芬顿在接受卡罗琳·莫德雷西·德拉尼的采访时说："从各种标准来看，我都很成功，但很显然事实并非如此，因为我倒在了办公室地上的血迹中。"她看过很多次医生，想弄清自己的身体状况。她回忆道："我觉得自己得了脑瘤。"
但很快她发现："真正有问题的是我的生活方式，很多人
都有这个问题。"

她的晕倒跟脑癌没有关系，只是因为工作过度劳累。
知道并非只有自己如此时，她的创业精神有了新的问题要
解决。那次警钟之后，她就付诸行动，成立了健康内容平
台 Thrive Global，为企业和客户提供服务，旨在终结筋疲
力尽为成功买单的错误想法，改变人们的生活和工作方式。

从那时起，赫芬顿帮助了许多人和公司，防止她自己
的经历也发生在别人身上。因为 Thrive Global 的推动，职
场倦怠不再是什么丢脸的事。赫芬顿很开心，"2007 年我
因缺乏睡眠，身心疲惫而摔坏颧骨，也借此摆脱了《眼见
为实》专栏带来的工作倦怠，转而去研究具体的职场倦怠
问题。所以我们现在能更有效地应对倦怠。只有我们开始
了解我们最大的问题时，才能有效地解决问题。"

多数管理者认为，重视工作中的休息，不过是把一般
的假期写入公司规章制度中就够了。赫芬顿发现假期远远
不够，所以她在自己的公司提出了新的休息概念——"复
原时间"。她解释说，"复原时间就是有意地复原，是看
看过去，看看未来，思考一下为了按期完成任务消耗了些

纵观历史，关于休息哪里出错了？　045

什么，再给自己一些迎接新任务的能量。是上一项任务的最后一环，也是下一个任务的第一步。正因此，我们不称之为休息，而是工作周每天的必要环节。"

如今，这家公司跟市场上很多公司一样，刚刚起步，资源有限，但能做到的事情却很多。当然，他们要取得成绩，也逃不过截止日期的压力。有时候，为了如期发货不得不加班，为了见客户，不得不多走几里路。但是，他们保证会刻意提供休息时间，以作为对工作的奖励，而不是滋养倦怠的新形式。正如赫芬顿所说："复原时间让我们能够坚持下去。这个时间是完成一项任务后，比如发完货、周末加班后，停下来休息，恢复精力。它可以是几个小时、一个上午、一整天，甚至更久。"

同样要注意，这个时间不等于休假、病假，或其他公休时间。赫芬顿强调说："要让员工明白，精力恢复跟工作密不可分，是工作中很必要的一部分。复原时间不是一种奖励，而是责任。所以也建议管理人员这样做，因为他们的工作就是维持团队表现，保持警惕，与工作倦怠对抗。"

好在，越来越多的企业领导开始重视预防工作倦怠和过劳等问题。感谢赫芬顿这样的先行者，让更多领导和管理人员重新思考自己跟休息的关系，思考如何让休息成为商业战略。"如今，工作倦怠受到全民关注，企业也迎来了全新的发展机会。为了员工，为了健康底线，关注员工工作的实际感受不再可有可无，而成了取得长久成功的必需品。要找到'文明恶习'的解药，就要下决心找到倦怠的根源。"

摆脱长时间工作的坏习惯绝非易事，很多人急于求成，反而失败了。赫芬顿认为："大多数人刚开始的时候心比天高，想立刻过上全新的生活，又或者想要纯粹靠意志力来达到目的，却忽视了意志力的作用原理。"正因此，赫芬顿和她的团队更相信"循序渐进"。

是B.J.福格启发了赫芬顿。福格主要研究行为变化，是斯坦福大学说服技术实验室中心主任。赫芬顿解释道："要制定可行的小目标，尽你所能，越小越好。"也可以像福格所说："要养成新习惯，必须简化行为，切割成小目标，哪怕看上去有点蠢。合理的小目标实现起来更容易，也更快。"

工作一段时间后，不可能靠下个礼拜歇个公休就能恢复精力。赫芬顿想到了循序渐进避免倦怠的方法：睡个好觉，晚上睡前关掉电子设备，或者设置睡前半小时的提醒。再进一步，建议和同事边散步边商讨；再有创意些，拐去不熟悉的街道，邂逅新鲜的面孔、风景和感受。为了恢复精力，到了下班时间，就算没有完成任务清单，也要停下来。

练习

现在迈出休息的一小步

不要等到了假期才行使自己的休息准则。考虑下本书罗列的可行方法，想想自己可以做到的小目标，先取得第一步的胜利。明天就开始，或者现在就开始！

压力、倦怠，以及回归高尚休闲的缘由

2019 年修订的《国际疾病分类》中，世界卫生组织把工作倦怠定义为"一种由于长期的工作压力没有得到有效管理而产生的综合征"。世界卫生组织指出倦怠有三大特征："感到精力耗竭，与工作产生距离感，对工作产生消极、愤世嫉俗的情绪。"

听着耳熟吗？

"每天工作 8 小时，对脑力工作者而言就好比体力劳动者一天工作 16 小时"，斯蒂芬·阿斯托尔说，"每天 8 小时是针对体力劳动者的，而不是脑力劳动者"。正如一百年前人们过度劳累，超出身体承受能力范围，现在我们的精神也在经历类似遭遇。以前工厂工人体力透支，而现在从事脑力工作的人们在精神层面也透支了。

工作倦怠尤其影响了千禧一代。我们把自我价值与工作绑定在一起，一个接一个地不停追求短期成就，总是看到别人光彩夺目的一面，和别人的成功做比较。我们常常觉得，即使原本属于爱好和休闲的时间，也应该用来搞副业，抓住商机，否则就是浪费生命。

热点资讯（BuzzFeed）网站上有一篇题为《千禧一代如何成为过劳一代》的文章。作家安妮·海伦·彼得森在文章中讲述了自己与倦怠抗争的经历。她描述了自己的失败，没能搞定每日琐事：日程预约，收发邮件，邮寄东西等。她把这种情况称为"差事瘫痪状态"。很多人变成了高智能工作狂，这一点让彼得森很生气。虽然我们能解决重大的事宜，但处理日常小事却越来越难，这成为焦虑的罪魁祸首。

回想自己的经历，彼得森写道："原本应该享受的事情，比如休息、不工作，却因为自己没在工作而变得煎熬。原本应该煎熬的事情，比如一直工作，却因为我做了获得成功所需要的事情而感觉开心。"如果卡莱尔及其他拥护新教工作伦理的人看到这段话，看到多年的斗争产生如此深远的影响，会倍感骄傲。彼得森借用研究倦怠感的精神分析专家乔希·科恩的话，"耗尽所有内在精力后，却又无法让自己从紧张感中解脱，就会出现倦怠"，而这种紧张感正是内在化的新教工作伦理导致的，休息是解药。

本书之所以诞生，是因为我们非常相信：人类文化可以一步一个脚印，慢慢找到重回高尚休闲的路。但为避免说得不够清楚，我们要再次重申，我们所宣扬的不是懒惰、懈怠、停滞不前的文化，而是生产力和生活幸福感携手并进的文化，是更宽泛的生产力概念，而不仅仅是经济效益的文化，是更创新、更科学、更高尚、更人道的文化，是高尚休闲的文化。

接下来的一章，你会了解休息的不同维度，从而更好地融入自己的休息准则中。你会认识一些人或企业，他们成功运用了这一理念，影响着世界，让世界变得更好。希望这些案例能对你有所启发，让你找到通向高尚休闲的路，让你更有创意，更有影响力，成为亚里士多德所认同的会休息的人。

我们希望你暂时放下这本书……

看看窗外，散散步，或者给爱的人打个电话。

创
造
力

20 世纪中期，人们以为对光学，或者说对光的研究多少已经小有成就了。许多科学家认为，这个领域已经没有什么好研究的了，所以转去研究其他领域。但有一个人没有停下，因为他实在好奇，想弄清分子究竟如何跟光发生作用。

查尔斯·哈德·汤斯想知道怎样模仿分子以单一频率发出强光束，而不像电灯泡等其他光源，是朝不同方向发射出不同频率的光谱。最大的挑战在于，怎样既得到需要的能量，同时又不会让设备因过热而爆炸。1951 年春天的一个早晨，时任哥伦比亚大学教授的汤斯正在休息："那个早晨很美，我起床后去公园，坐在杜鹃花旁边的长椅上，很是惬意，我就想，为什么我还是做不到？"

坐了一会儿，汤斯的思绪开始飞扬，终于迎来了那个他称之为"顿悟"的时刻。他找到方法去刺激并挑选高能量的分子，也想到怎样让这些分子能发出强光束但不会损害设备。

三年后，也就是 1954 年，他和学生研发出了一台样机，取名脉泽（MASER）：微波激射器。之后不久，汤斯在此基础上，跟其他科学家一起使用可视光取代微波，激光因此问世。

1964 年，汤斯荣获诺贝尔物理学奖。那年苏联的两位科学家跟他想法很接近，但没能像他那样制造出实际的脉泽，但他还是把奖项分享给俄罗斯科学家，共享殊荣。有意思的是，汤斯后来说，他能取得突破性进展，一部分是受到苏联作家阿列克谢·托尔斯泰 1927 年的科幻小说《加林的双曲线体》启发。换句话说，一本关于死亡射线设备的俄罗斯小说，帮助一位美国人发明了激光，还打败了来自苏联的竞争对手。这一切发生在冷战早期，这本身就像小说里的情节。

今天，随处可见汤斯的研究成果，小到超市的条码扫描仪、消费类电子产品，大到医疗设施、军事设备。而汤斯有这样的成就，仅仅是因为好奇心驱使。"我不是为了研究出设备，我也没想到激光束会成为强光或者什么，我只是想弄清楚分子，想找到短波来研究分子。我做的只是基础性研究，完全没想去应用。但现在看看，我们得到了什么。"

这就是付诸实践的高尚休闲：取得创新性突破，找到

片刻的休息，只是寻求意义而非目的，最终出人意料地推
动文明进步。2014年，99岁的汤斯依然每天去加利福尼亚
大学伯克利校区的办公室，2015年，汤斯逝世。虽然是猜测，
但我们觉得，对他而言，这段时间并不像工作，更像是休息。

　　如果汤斯只关注实际应用，很有可能步同行后尘，放
弃研究光学，若真如此，我们的生活必定截然不同。好在
他追寻的是自己的兴趣，给思绪空间，让思绪乱飞。正如
汤斯所说："即使是平坦的路上，也会偶尔有石头凸出来。
那些看到石头，又不怕麻烦去翻石头的人，才有机会得到
新发现。"休息，就像在这个故事和其他故事中的那样，
让我们能够看到凸出来的石头，花时间去翻，找到平地背
后的新发现，那些别人太忙而没有注意到的新发现。

创作过程与休息

　　1858年，格雷厄姆·沃拉斯出生在桑德兰，英国北部
的一个小城市。牛津大学毕业后，他先是当了一段时间的老
师，后来与人合伙创办了伦敦政治经济学院，自1914年开

始，他开始担任政治学教授。不过他对世界最杰出的贡献，是已入暮年的他于1926年出版的《思考的艺术》。受到赫尔曼·冯·亥姆霍兹、亨利·庞加莱（稍后会详细说到）等科学家工作方式的启发，沃拉斯勾勒出首个创作过程的完整模型。尽管已经过去近百年，他的想法对今天的创意工作者而言，依然影响深远，这本书也被学术界广泛引用。

沃拉斯理论的核心是创意过程的四个阶段：

> ·准备阶段，也就是坐下来去搞定最难的环节。
>
> ·酝酿阶段，让思维意识休息（或者专注其他工作）。
>
> ·启发阶段，即供不应求的顿悟时刻。
>
> ·验证阶段，多做点研究，验证自己的灵感是否有用。

这个过程看似很简单，但很少有人停下来去认真思考。

首先，必须真的坐下来解决难题，从各个角度审视手头的问题，彻底熟悉问题。这就是"深度工作"概念的由来。"深度工作"是卡尔·纽波特在其同名专著中提出的，指"在没有干扰的专注下进行的工作，它可以把你的认知能力推向极限，最终创造新的价值，提升你的能力，而且很难复制"。适当的准备本身就是一种休息，从分心之事中抽离，注意力全部集中在眼前的问题上，这一步非常必要。不过很多时候，这一步找不到想要的方案，毕竟只是准备阶段，是酝酿阶段的前提。

等到把工作丢一边，让显意识休息，关注其他事情的时候，我们的潜意识就会行动起来，方式十分特别：零零散散地把各种想法和过往经历联系起来，让人觉得答案越来越近。此时，沃拉斯提醒说，一定不要过度勉强，否则灵感会消失。相反，要相信自己的潜意识，相信它会完成任务。

一旦不再关注问题本身，而是沉浸在其他事情中，无论是高级的休闲，比如徒步大自然，还是专注解决其他不相干的问题，潜意识都会开始酝酿。这里的重点是全身心投入，而不是心不在焉，一直想到要解决的问题。如果多留点酝酿时间，相信潜意识的力量，奇迹就会发生。

最终到了启发阶段，也就是灵感迸发的时刻。这个时刻，会像灯泡突然亮了一样，大脑"啊哈"灵光一闪，一切问题迎刃而解。沃拉斯形容这一刻像"闪光""咔哒"一样，也是显意识再次掌控创作过程的时刻。就像沃拉斯所说："潜意识绝对没法像精心计算那样给出现成的答案……潜意识所带来的灵感，正是精心计算做不到的方面。"正如我们以为的那样，为验证自己的绝妙主意而投入的时间的确很重要。

这四个阶段自然是经过高度简化的。现实情况中，总是需要经历几轮的准备和酝酿，或者同时解决几个不相干的问题后，才能最终找到灵感。进行创意工作的人，可能既要为之前的问题酝酿灵感，又要为下一个问题积累知识，同时还要检验另一个问题的结论。而且就算只是一个问题，只要够复杂，也同样需要一边酝酿一边有意识地解决。所以，遇到瓶颈的时候，不要总是只看到同一个问题，休息一下，转移下注意力，让思维意识发挥它隐藏的魔力。

创造过程的四个阶段：准备、酝酿、启发、验证，完全经得起时间考验，虽然这是1926年提出的，但今天依然有效。这说明，真正的创造，只有一半才是我们所说的"工作"。

而同样重要的另一半，只有在我们休息的时候，通常是在不经意间才会发生。不能因为酝酿和启发是潜意识的过程，就以为我们无法控制，依然是有方法的。

这本书的诞生，也正得益于这四个阶段。首先，准备阶段：我们花了很多时间读书，记笔记，梳理想法，采访，一段段写作，从短到长。这一切都是在各种休息时间完成的，休息时我们的意识会对信息进行加工，形成框架。书中的很多想法和措辞，都不是在写作的时候构思出来的，而是散步的时候，睡下午觉的时候突然蹦出来的。灵感像是休息时突然闪现的一束光，是潜意识的赏赐。

　　创作是工作（准备、验证）与休息（酝酿、启发）不断相互作用的过程。找到两种状态的平衡，做到切换自如，是关键所在。很多人希望酝酿出现在我们恰巧有空的时候，但事与愿违。我们必须为此腾出时间，所以良好的休息准则很有必要。

　　下面就来认识两位创作者，两位历史上伟大的作曲家，他们都找到了深度工作和休息的完美平衡，都会在特定时间散步以酝酿灵感。

人物故事：路德维希·凡·贝多芬和彼得·伊里奇·柴可夫斯基

路德维希·凡·贝多芬，德国作曲家

（1770 年 12 月 16 日—1827 年 3 月 26 日）

> "漫步在灌木丛里、小树林里，走在树下，走在岩石上，我就会很开心，没人像我这般热爱农村生活了。林子、树木、岩石，把人们想要的声音送过来。"

> "要问我灵感从何而来……我也说不准，它们就那样不请自来，直接也好，间接也罢。在户外，在树林中，在我散步的时候，在寂静的夜晚，在破晓的黎明，随处可得。"

彼得·伊里奇·柴可夫斯基，俄国作曲家

（1840 年 5 月 7 日—1893 年 11 月 6 日）

> "工作的时候，读书的时候，散步的时候，没人打扰是件多么幸运的事情。"

这两位都是有史以来最伟大的作曲家，两人相差几十年，但都是在树林里散步时得到创作灵感。

柴可夫斯基每天必须散步两小时，不然总觉得会倒霉。对他而言，散步能让他从焦虑不安的创作中抽离，找到身心的平静。"如果思想和灵魂，也就是所谓灵感，不间断地持续下去"，他说道，"那没有艺术家能活下来。"柴可夫斯基的灵感源源不断地出现，如果他不休息，就会精疲力竭。虽然今天，我们把倦怠和压力重重的工作联系在一起，柴可夫斯基明白，从事自己热爱的工作的人，如果不小心，不知道留点时间休息的话，也会精疲力竭。

他不仅知道现代人都不熟悉的回响思维，还特别清楚分心对心流状态的伤害，"心流状态发挥魔法时，总会有外部干扰，比如门铃声，仆人突然进来，钟声，让我从神游中惊醒……这些干扰实在可怕。有时甚至会打断灵感，时间一长，我又得重新找灵感，但基本是徒劳"。散步时他可以不受干扰。虽然如今，"仆人进来"这种事不太可能发生，但问题和柴可夫斯基那时基本类似，比如好朋友发来短信，同事无意间拍你肩膀。而且通常"只要5分钟"远不止5分钟，浪费了你不少时间。如果心流状态被打断，即使一点点涟漪，也会耗费很多时间，这着实可怕。

路德维希·凡·贝多芬也一样，他在散步时积蓄能量，酝酿创意。他明白，身体健康强壮是发挥创意的前提保证。罗曼·罗兰在贝多芬的传记中写道："他特别注重养生，经常洗冷水澡，注重个人卫生，每天吃完午餐就去散步，一走就是从下午到晚上，夜里睡得很香，还常常假惺惺地吐槽睡不好。他的生活丰富却简单。"

贝多芬和柴可夫斯基的每一首曲子，都是在创作之外的休闲时间完成的，想想就觉得奇妙。在大自然的独处中，在休闲时的静寂中，两位作曲大师都找到了各自的合作伙伴，它们立了大功。感谢大自然恩赐，我们才可以沉浸在贝多芬动人的《第七交响曲》中，陶醉在柴可夫斯基优美的《天鹅湖》里。

构思小说灵感时，最无效的方式就是坐在书桌前。休息一下，散个步，做些简单的运动，才是让你保持健康、培养创意的最好方式。没人打扰是好事，你的思想可以更透彻。很少有人想成为专业音乐家，但大多数人希望谱写自己的杰作。是时候跟大自然和休闲合作，一起完成你最伟大的事业，而不是只会坐在办公桌前埋头苦干。

练习

遭遇瓶颈，没有灵感时，放下工作去散散步

　　去散个步，最好是在大自然中散步，让双腿和思想自由徜徉。远离干扰，像贝多芬一样，带上笔和本，随时记录这段幸福时刻冒出来的各种灵感。

探索胜过钻研

　　说到奥尔德斯·赫胥黎，很多人知道他的小说，如《美妙的新世界》《岛》。他在小说中描写了自己心中的乌托邦和反乌托邦。但最近，随着人们重新对幻觉产生兴趣，他的非小说著作《感觉之门》，开始受到很多关注。在书中，赫胥黎试着探索社会和人类存在的最根本问题。他关心的是当代人找不到平衡，是当代人的"只有"心理。

　　赫胥黎认为过度钻研和观点狭隘不仅是社会大问题，

还是严重的教育问题。在论文集《内在的神性》中，他写道：
"万事自有其分类，但学术机构最需要的，是一部分人跳出分类，窥探全局，看看有什么能做的。"

可见比起以往，现在我们更需要，也更应该成为窥探全局、不拘一格的人。

不是只有休息时才能酝酿，忙一些不相干的事情时，也能酝酿。格雷厄姆·沃拉斯也指出："如果同时进行一连串任务，愿意暂时放下一些去做其他事，而不是一口气完成一件事，同样能得到很多成果。"放下工作，追求一些跟工作关系不大的事情，是现代形式的高尚休闲，有意践行休息的人总会讨论这个话题。哪怕是给好朋友做顿饭，虽然会忙碌，但却意义重大，能帮你脱离工作，然后开始酝酿灵感。

1980 年，英国作家阿诺德·贝内特在《如何掌控一天24 小时》一书中指出："多样性本身就是休息的一种形式，而且跟休息一样有效。"（下一章就会证明给你看。）

　　什么？你说全身心投入工作外的 16 小时会让
工作的 8 小时没有价值？错。恰恰相反，是真的
能让那 8 小时增值。生而为人，首先要知道的就是：

　　心理官能可以连续完成艰巨任务，不会像胳膊腿
那样疲惫，它们需要的是改变，而不是除睡觉之
外的休养。

　　有违常理的是，全身心投入闲暇中，可以让我们充满
精力。

　　作家亚瑟·库斯勒在《创造行为》一书中，也提到了
创意酝酿的重要性。他指出：问题越复杂，就越需要潜意
识去搞定。他还很重视打破常规——跟陈规旧矩对抗是创
意思维的关键："创新具有变革性、破坏性，历史的道路
上随处可见受害者：被抛弃的艺术主义，科学界的本轮说、
燃素说。"要打破常规，只能多探索，需要不断归零，需
要爱玩。库斯勒警告，做人不要太通情达理。"通情达理
意味着头脑清醒，思维却不够发散活跃，能适应却无法突破，
愿意在合理指导下学习，却不会听从梦想指引。"

　　专业音乐家在不同流派的不同体验就足以说明这一点。
在《成长的边界：超专业化时代为什么通才能成功》一书中，
记者兼作家大卫·爱泼斯坦指出，研究表明，很多传统方
式培养的音乐家在幼年时就专攻一个流派，然后就是一成
不变的机械化的重复练习，可谓是目标训练的典范，也正

是库斯勒眼中的"通情达理之人"。

反之，爱泼斯坦发现，多数一流爵士音乐家，小时候几乎没有接受正规训练，而是尝试不同乐器，用自己的方式探索，直到确定自己的最爱，而且他们很多人甚至看不懂乐谱。

无意贬低古典音乐表演所需要的各种技巧，只是经过多年严格训练，很难即兴表演。比起其他方式，从爵士（广泛）到古典（专业）很容易，也更常见。涉猎过众多领域，见识过全貌，再去深入研究，比起先钻研再跳出来去探索，要容易得多。爱泼斯坦提到吉他名家杰克·塞基尼的经历，他先是从爵士乐表演做起，后来才发现自己对古典吉他的热爱："爵士乐表演者都是创意艺术家，而古典音乐是再创造艺术家。"

对AI而言，再创造比创造要容易得多。其实，马克斯·弗伦泽尔一直活跃于AI交互在音乐上的应用领域，跟艺术家和商业伙伴一起，探索计算机技术如何帮助人类用全新的形式制作、选择、表演音乐。纵观AI音乐实验现状，几乎所有模仿人类表演或作曲的，要么是古典乐，要么是像泰克诺一样的电子乐，因为这些都有严格的规则模式，很适合机器学习。而爵士乐的即兴表演，机器依然无法企及。

　　在部分领域，现如今的算法越来越优化，可一旦跨领域就差太多了，而且这种情况近期很难改变。问问自己：在工作生活中，你什么时候演奏的是即兴爵士乐，什么时候是模式严格的古典乐？你也许应该多关注一下前者。在AI共存的未来，万事通胜过只钻研一门的人。

　　要广泛探索而不是钻研一门，就必须整合自己所有的经验，同时需要时间去休息和静下来。奥尔德斯·赫胥黎很喜欢古典音乐，他觉得古典音乐中无声的时刻很重要，在《休息是安静》一文中，他指出："好音乐不可或缺的一部分就是安静。相比贝多芬或莫扎特，瓦格纳的曲风中高潮迭起，几乎没有安静的时刻。也许正因如此，他的作品并不显眼。说得越多，反而被听到的越少。"我们要尽可能探索世界赐予的美好，然后退后一步，沉浸其中。如果工作中穿插一些高质量的休息时间，工作会更有创意，更有意义。

　　只有拥有某种专长才能成功的想法大错特错。在某一领域越擅长，弊越大于利。无数例子证明，擅长多个领域而非专攻一个是有可能的。一旦划分领域，就做不到了。不要让喜欢的东西相互隔离，而是让它们相互影响，找到共性，善于统筹。这是一种双赢，这种生活和工作方式不仅让我们找到新的联系，充分发挥创造潜能，不被 AI 超越，还能让休闲直接融入其中。融合所有兴趣，比所有兴趣简单相加更厉害。

如果还是不太信，就看看这两个人的故事，他们接纳自己的各种兴趣，通过创意探索取得了成功，他们相信其他人也能做到。

人物故事：蒂姆·哈福德
英国经济学家、专栏作家、公众演说家

"现代世界似乎只给我们一种选择。如果没有从一个浏览器切换到另一个，就必须像隐士一样活着，只能专注一件事，管不了其他。这是一种假两难推理，我们可以从事多个任务，释放自己天生的创造力，只是要慢慢来。"

想想你的工作模式。坐在办公桌前，写着新项目提案，与此同时，耳朵听着歌，或者放着播客。突然聊天群组弹出消息，有人提到你，看了一眼怎么回事，关掉继续写提案。而刚刚（也许是 5 分钟之前），你才查收过邮件，现在又查了一下信箱。没有新邮件，所以又继续写提案。才写了一句，余光又扫到手机上弹出消息，还是看一眼吧，万一很重要呢。哦，不重要。继续工作。1 分钟后，同事过来问你有没有收到客户邮件。是的，收到了，一会儿再看。又继续写提案，你没有被这些乱七八糟的事情影响到？你挺擅长多任务作业的，不是吗？

可惜我们的元认知，即人对自己认知过程的认知，相当差。我们总是高估了自己处理多任务的能力。如爱德华·哈洛韦尔《疯狂的忙碌》一书中所说，其实从神经科学角度看，真正的多任务根本不可能做到，大脑只能一次处理一件事。所以我们不过是不停地切换任务，而这样做代价很大。不过，只需要改变任务的期限和深度，就能让多任务服务能力为我所用。

2019 年有一期 TED 演讲，主题为"唤醒创造力"，经济学家蒂姆·哈福德分享了一个新概念：慢动作多任务处理。哈福德出版过好几本经济学专著，同时也是《金融时报》中《卧底经济学家》的专栏作家，此外，他还是皇家统计协会的荣誉会员。他提出同时进行几件事情其实大有好处：

"我认为在做一种重要活动时，同时进行两件事、三件事，乃至四件事，正是我们要追求的目标。"但是"同时"并不是真的"同时"，哈福德只是建议，这些项目可以在其时间范围内重叠，我们只需要在每一分钟、每一小时甚至每一天保持专注，但在每一周、每一个月、每一年都要寻求变化。比如，你可能想列出你所有的任务和兴趣，想要每周专注一个，尽可能一周完成一件事，然后下一周（或者下个月，或者其他你习惯的时限）再进行另一件。

每个项目都值得投入时间和精力。慢慢来，反而进展更快。"慢动作多任务处理像是违反直觉的想法，"哈福德说，"我说的是，同时承担多个项目，但你可以随着自己的心情或情况需要，灵活调整任务。但这之所以看起来违反常理，是因为我们习惯于出于绝望而一心多用。我们总是匆匆忙忙，想一下子做完所有事情。如果我们愿意放慢多任务处理的速度，就会有意外发现。"

这种宏观的多任务不同于多数人日常做的事情。哈福德借用爱因斯坦的故事：和同时代的知名科学家一样，爱因斯坦也活跃在很多科学领域。"同时研究布朗运动、狭义相对论和光电效应，这种多任务处理不同于边看电视剧《西部世界》边发聊天消息。虽然爱因斯坦是独特的，独一无二的，但他所展示的行为模式并不特别，很多极具创造力的人，包括艺术家和科学家，都采用了这种行为模式。"

虽然爱因斯坦所生活的年代，更容易在多个科学领域做出贡献，但说真的，很多成功的科学家，以及那些总是有创意和效率的人，涉猎的主题更广泛。20世纪中期，心理学家伯妮丝·艾杜森研究普通科学家和顶尖科学家的差距，发现关键因素在于是否涉猎多个领域。这又一次说明，即使在科学的最前沿，探索照样胜过钻研。

有趣的是，艾杜森还发现，顶尖科学家更享受独处，这是另一个重要因素："几乎所有的科学家都独处过一段时间。在此期间，他们全心投入，找到慰藉，找到消遣，不断尝试，提升能力。全心做自己，发挥想象，解决问题，读书，等等，都让他们觉得自在。"科学家在独处中放松自己，激发了思维，锻炼了创造力，学会了玩乐。

玩乐同样也是多任务处理的一部分："有创造力的人经常会同时进行多个项目，而且相比大多数人，他们的爱好更专业。"哈福德认为，"当把一个想法从原始情境中提取出来，然后转移到其他地方时，创意就会出现。"练习探索时，就会找到创意。

慢慢地进行多任务处理，好处颇多。通常，我们手忙脚乱地处理各种小任务，每隔几分钟就切换一下任务，但宏观任务极少改变。慢动作多任务处理就是颠倒过来，找到每个小时、每一天的连贯性，找到每一周、每一月的变化所在。所以，慢一点，让创意流带着你，慢慢地从一个项目到另一个项目。

练习

练习慢动作多任务处理

你是否因为要同时处理很多工作而喘不过气？要不要试着慢下来，把任务分解到每一天、每一周？你是否过于专注某件事，结果反而遇到瓶颈？要不要试着让某个副业或者爱好发挥更大的作用？试一试在宏观层面慢慢地处理多任务，充满创意的见解会让你惊讶。

人物故事：布兰登·托里

美国软件工程师兼说唱歌手

"说到生活，如果把工作和工作之余的事情
分开，会适得其反。我不认为工作之余的事情是
副业，我觉得是同时做两件我非常喜欢的事情。
我只是尝试创造，并乐在其中。"

"我觉得，人类能够在有生之年实现多个梦想。"

在马萨诸塞州布罗克顿，一个无家可归的小孩子在垃
圾箱里捡废弃的电子部件。他想弄清计算机的工作原理，
为此他组装东西，修补东西，参加教堂组织的暑期电脑课程，
买书自学 C 语言编程。除了痴迷电脑以外，他几乎不跟人
说话。"我不想当书呆子"，他后面会解释原因。

位于加利福尼亚州库比蒂诺的苹果公司总部里，一
位资深软件工程师坐在自己的办公室，他精通 C++、
Python、Java 等编程语言，深受同事爱戴。每到周末，他
都会开车 10 小时往返一趟洛杉矶，追求自己喜欢的音乐，
组织派对，写歌，录歌，在地下音乐活动上表演。苹果公

司的同事都不知道他对音乐情有独钟，也不知道他是这样过周末的，大家只知道他是技术高超的工程师。他也害怕大家知道了会怎么想他。

你可能猜到了，15~18 岁那几年无家可归的孩子，跟苹果软件工程师，是同一个人：布兰登·托里。虽然成才之路很坎坷，但他在 MCAS（马萨诸塞综合评估系统）和 SATs（标准评估测试）中都取得了好成绩，拿到了约翰 & 阿比盖尔·亚当斯奖学金。他就读于马萨诸塞大学，获得了电子工程学位。但是他觉得工程师不够酷，所以毕业后就去音乐领域碰运气，虽然也算小有成就，但钱赚得不多，在洛杉矶无法生存。

2016 年，他决定去硅谷施展自己的工程师技能，做软件开发员，最终成为苹果公司的一员。从那时起，他开启了每周往返，过着双重生活的日子。他在工程师和音乐家之间切换自如，但总担心大家发现他的另一个身份。"从儿时起，我就与自我认同做斗争，跟对自己的期望斗争"，托里说，"为了维护自己电脑呆子的形象，我付出了代价，时而狂喜，时而自我怀疑。"戴着面具生活让他压力越来越大。

最终，在妹妹的鼓励下，托里决定拍一部纪录片，讲述自己的双重生活。但他没有把纪录片公之于众，而是大胆创新，改写脚本，模仿苹果一分钟的商业广告，讲述的是新一代的工程师和创意工作者，不相信科学和艺术之间有界限。他在 2019 年的一档采访中说："我是来自穷乡僻壤的说唱歌手，也是五级机器学习工程师。""其他人也一样，这就是我想说的。"他把脚本发给苹果高层，苹果买了下来。负责苹果音乐的高管吉米·艾奥文，本身也是制作人，他联系了托里，"我问他能不能见面，他说可以，我就差双膝跪地感恩上帝了。"

在艾奥文的指导和帮助下，托里形成了自己的个人哲学，他称之为：多梦想理论。他意识到，把两种生活隔离开，相互隐藏，不仅让他产生了焦虑，也妨碍了他在这两个领域都更进一步。他在《中间人》中写道："我体内的工程师想要专注科学，而我体内的音乐家想要钻研文化和艺术。我发现矛盾本身就是艺术。界限很模糊，我们无法过两种不相干的生活。我绝非完美的工程师，也不是完美的说唱歌手，更不是无可挑剔的丈夫或父亲。我觉得，生命的秘密在于允许梦想流动变化。"如果有足够的时间和空间，梦想就会显现其共性。不同的梦想开始相互影响，相互孕育，最终不用摒弃任何部分，就找到一个多面的梦想。

　　大多数人梦想的核心主题是创造力。我们完全认同托里关于创造力激动人心的未来，因为多亏了"技术领域取得的进步。人类最独特的地方莫过于创造力，而随着研发出越来越多的机器习得应用和 AI 去从事重复性劳动，人类创造力的独特之处也越发明显"。托里如是想，我们也一样。未来一代绝不会用全部生命追求狭窄又枯燥的专业化，而是追寻一种非线性的职业道路，这条道路会有岔路，会循环，会相互交织、重新组合，最终引领我们彻底探索我们的创造力。

　　托里决定再次投入音乐领域。他从苹果公司辞职，回到洛杉矶，现在在谷歌担任 AI 软件工程师，同时专注在自己的音乐事业上。他现在完全实现了自己的多面梦想，找到了自己内心的平静，找到了与众不同的激情。

练习

追求多个梦想

上一次你向同事自豪地谈起或者展现自己的梦想是什么时候？跟同事分享更多生活以外的喜好，有利于拉近你们的距离。认识到自己不必放弃其他梦想只去追求一个，而是可以同时实现多个梦想。让一个梦想助力另一个，暂时搁下一个，同时启动另一个。关键在于不要切换环境。正如托里所说："如果优秀需要倾尽全力，那么更换环境就大错特错。"相反，记得自己的梦想不是平行的，而是相互联系的。如果你能够发现，并充分利用梦想之间的联系，其中一个梦想取得进展，也就意味着其他的也会进步。

挣脱束缚

　　创造力就是连点成面。探索各种兴趣，可以拥有各种各样的点。但不管有多少个点，如果过于偏执，或者太过于专注而陷入准备阶段，那我们所做的不过是把相邻的点连接起来，造成思维固化、思想陈旧。若真想看到有趣的连接，就要保持一定距离，换个角度。

　　这可能发生在各种不同的程度上。往小了说，被问题困住觉得疲惫时，只需要花 1 小时，或者花几分钟，做些让你暂时忘记烦恼的事，比如去户外散个步。暂时放下问题，有助于找到新的角度去解决。往大了说，可以休息一段时间。一天也好，一周也行，两周也罢，都能让我们跟问题保持距离，进而把更不相干的想法联系起来。最后，休息的时间还可以更长，几周起步。尤其是休息时来一场长途旅行（稍后会具体说），也会获得新视角。摆脱固有思维模式，能有效促进酝酿阶段的进行，带来充满创意的想法。

　　但是，明白休息的重要性只是第一步。付诸行动，无条件相信休息的意义，忽略休息可能导致的尴尬局面，才是最重要的。需要多加练习，需要逐渐忘记几百年来的错误道德导向。这不仅是个人层面要努力的事情，更是社会层面要改变的事情。

在崇尚工作狂的社会，人们太看重创造过程中的准备阶段和验证阶段，仅仅因为这两个阶段很常见又很有难度，就觉得需要赞美，轻视不怎么活跃的酝酿和启发阶段，忽略其重要性。一味工作，强求解决方案，想要单纯用工作量弥补创意不足，这样不仅让人痛苦，还成效甚微。可笑的是，很多时候，过于狂热地追求生产力，反而会跟预期目标背道而驰，让人无法实现一直追寻的真知灼见。工作，尤其是知识分子所从事的创意工作，绝不是线性叠加的。不管你投入多少时间，想法都不会有所突破。

提出创意理论时，格雷厄姆·沃拉斯就明白这一点，物理学家赫尔曼·冯·亥姆霍兹也一样。沃拉斯曾引用赫尔曼的话："从各个角度'探求'之前对问题的研究，一些令人欣喜的东西，比如灵感，就会不期而遇。据我所知，如果思维疲惫，或者只是坐在办公桌前，绝不会有任何灵感。只有在某个艳阳天，慢慢走在山野树林里，灵感才会出现。"为了让酝酿和启发阶段如期而至，就要休息、逃离，找到全新视角。休息是创造过程中最根本的因素。

休息

　　为了构思想法，马克斯·弗伦泽尔挣扎了几个月：花了很多时间埋头苦读，查阅文献，不看书的时候，就在脑子里一遍遍琢磨问题。他很清楚问题在哪，也知道想要什么结果，可就是找不到解决办法。

　　身为 AI 研究人员，马克斯想参照 AI 软件呈现数据的方法，比如搜索相似图片，大数据推荐歌曲、电影，建议图片标签等，解决我们遇到的问题。为完成相关任务，数据科学家为要处理的数据创造了"地图"（术语叫作隐空间）。地图上两件事物越相近，所呈现的数据就越相似。问题在于，考虑到现在的算法，地图可能会有偏差，还会有看不到的"溪谷""山脉"等障碍，影响系统推算结果。打个比方，谷歌地图显示到目的地最近的路线只有 100 米，但没有告诉你途中要穿过深谷，翻越悬崖。数据地图也会出现类似的问题，这是马克斯一直努力解决的问题。

　　马克斯能找到障碍所在，但棘手的是如何把障碍信息嵌入间距中。他得想办法改变地图，让间距发挥更多作用（用数学来说，他想统一底层空间的度量），琢磨了几个月，但成效甚微。后来马克斯开始了一场旅行。

日本中部城市箱根以温泉和富士山风景闻名，是周末出行绝佳胜地。马克斯和朋友绫子就去了那里。第一天几乎都在户外，他们陶醉在山林原野中；第二天，两人来了一场长长的徒步。马克斯似乎把工作、数学统统抛到九霄云外，不再去想那个烦人的数据地图问题，而是全身心地和朋友聊天，专心徒步，小心翼翼避开陡峭小路上随处可见的石头和树根。突然，马克斯脑子里灵光一闪。

两个人在山里走了好几个小时，想着如何回酒店去。他们在当地旅游中心拿了一张巴士路线图做参考。地图是手绘版，画得很简略，上面的地形都没按比例，为了凸显重要景点、路线，甚至有些扭曲。就在那时，绫子说起自己最近看了一本书，是关于地图制作史的："人们以前画地图的时候，总是把重要的东西画得更大一些，是不是很有意思？"

就是这句话点醒了马克斯。就像大家熟悉的一道闪电，像隧道尽头的光亮，问题的答案就在眼前。

统计图这种专题地图就是采用这种方法，区域大小根据感兴趣的属性决定比例，比如地区人均生产总值、人口、农业产值等。马克斯意识到，虽然这个技术跟他的问题两不相干，但可以用来解决他的数据显示问题。如果数据地图上有"山脊"，就可以放大山区，让山脊把点隔得更开一些。距离越远，山脊"越高"。

回到东京的家里，马克斯只花了几天时间验证想法，发现完全可行。经过几次实验和细节分析后，他和同事完成了这种新方法的论文。而这一切，都归功于他和绫子徒步时突然的灵感启发。他需要逃离工作，才能有所进展，他只是需要休息一下。

1 万小时，还是 4 小时？

查尔斯·达尔文每天只工作 3 次，每次 90 分钟，其他时间要么散步，要么午休，要么沉思。亨利·庞加莱，世上最多产的思想家，只在早上 10 点到中午、下午 5 点到 7 点之间工作，这足够他专心思考一个问题，之后就让潜意识接管一切。同样的，数学家哈代也认为 4 小时有意识的工作已是极限，而其他时间如果也用来做太多工作，反而没什么效果。

事实证明，达尔文、庞加莱、哈代都发现了一些事情：如果足够专注，一天工作 4 小时，其余时间好好休息，就足以取得很大进步了。这简直是公然挑战我们当今的忙碌文化。

心理学家安德斯·埃利克森和他同事提出的理论被很多人引用，即著名的 1 万小时定律——由马尔科姆·格拉德威尔在《异类》一书中发扬光大。这个定律说的是：不管你做什么事情，只要坚持 1 万小时的锤炼，都可以成为该领域的专家。这个定律得到了全世界的热烈追捧，尤其是视忙碌、压力、加班为美德而非恶习的那些人，有些甚至将其奉为信条。但是埃利克森的研究也指出，每天的刻意练习要有限度才能有效，4 小时正是理想时长。

更有趣的一点，也是我们常常忽略的一点，这项研究也阐释了伟人休息的不同之处。跟一般人相比，他们的休闲时间更有规划、有组织，所以他们不仅在刻意践行休息，也是在有意识地进行休息。另外，他们的睡眠时长也比人均时长多 1 小时。事实上，很多有创意的、成功的领导人专注 4 小时后，会打个盹儿，利用这个时间酝酿想法。

这样一来，睡觉可以把深度工作切割成片段，把工作日分成两部分，实现"两班倒"。还有人甚至把睡眠利用到极致。艺术家萨尔瓦多·达利独创了"钥匙睡眠"法，达到催眠状态——从清醒到睡着的过渡状态——来获得很有创意的想法。稍后会详细探讨睡眠。接下来你会明白，休息远不止纯粹睡觉那么简单。

休息效率高

休息，通常被当成工作的对立面。要么休息，要么劳动。但是把工作和休息严格分割起来，是现代社会的误解。如果把工作看成产出和创意的全过程，而不是本应在上午9点到下午5点之间完成的事情，那么休息就只能和工作混为一体，造成每天的忙忙碌碌。

很长一段时间，人们都以为休息的时候，大脑也会停止工作。然而，借助先进的脑成像技术，神经学家通过观察大脑的活动，发现了截然不同的现象。18世纪英国诗人威廉·柯珀写下"无所事事不是休息，空虚的心灵是痛苦的心灵"时，他也意识到了这点。研究人员发现，休息时的大脑绝非一片空白。大脑并没有彻底停止工作，反而大脑的各个部位都在活动。休息时激活的大脑部位就一起组成了大脑的"默认模式网络"（DMN）。

经过更多研究，人们确定大脑的默认模式网络不仅高度活跃，而且非常重要。南加利福尼亚大学神经学家玛丽·海伦·伊莫迪诺·杨和同事发现，默认模式网络与智力、同理心、情感判断、整体的精神健全和健康有莫大关系。事实证明，休息对健康、发展，还有生产力，都至关重要。

优秀的工作，尤其是创意创新型工作，不仅需要全情投入，同样需要休息放松。休息的时候，大脑会激活记忆，悄无声息地寻找问题的解决方案。一旦默认模式网络启动，直觉就会登上舞台，而创意和问题解决能力会跳脱线性思维，和更多遥远的事物联系起来。走路或洗澡的时候，得到了启发，或者灵光闪现，一定要感谢默认模式网络。在你投入休息的那刻，默认模式网络也在默默地寻找问题解决策略，寻找和追求创意中的突破点。但如果大脑满是干扰，这个过程就会受阻。专心有效的休息，不同于坐在电视前漫无目的地刷交友软件，或在油管（YouTube）上浏览一个接一个的猫咪视频。

事实证明，创意工作者的大脑默认模式网络更发达，休息时依然可以更有效地思考。有趣的是，创意工作者的默认模式网络也有特殊之处，与大多数人相比，更容易受抑制。负责评估潜意识想法的左侧颞区不太活跃，不太抑制思想，而是让思想上升到意识层面，这最终造成了难以解释的顿悟现象。

休息时间多一点，工作时间少一点，不仅会提升创造力和幸福感，也让工作更高效。网络开发公司贝斯卡（Basecamp）（隶属 37 Signals 公司旗下）尝试减少工作日，增加一天休息日后发现，"4 天完成的工作量和 5 天的并无差异……周末休息 3 天，会让人们在周一时精神更好、更幸福，在工作日里更努力、更高效"。

一旦你愿意花更多的时间休息，工作会直接受益。主动给时间设限，有助于专注核心问题，让你重新审视自己的工作方式及方法，不太会掉进忙碌假象的陷阱，真正做些实事，而不是安排一个又一个的无效会议，或者搜索工作报告里需要的图片。你会明白时间真正的价值，不单单是换取金钱的工具，而是对你个人而言很重要的东西，应该用最有意义的方式来投资。把时间花在各种各样的喜好中是让你的创造力飙升的关键。

人物故事：亨利·庞加莱

法国数学家、理论物理学家、博学大师

（1854 年 4 月 29 日—1912 年 7 月 17 日）

> "通常处理难题时，第一次尝试不会有任何
> 结果。所以有人稍事休息，不管时长时短，重新
> 回归工作……突然，脑海里闪现很重要的想法。
> 可以说，意识思想被打断，是休息让大脑重新找
> 到新的力量，所以意识思想才会更有成效。"

亨利·庞加莱为了证明不存在某种特殊函数，即今天的富克斯函数，努力了两个礼拜。他还做了大家都会做的事情：疯狂喝咖啡，结果睡觉时失眠，躺在床上盯着天花板。突然，他脑海里浮现的想法开始成形。与其证明函数不存在，不如反向行之。准备睡的时候，庞加莱确信他能够证明富克斯函数的特定子集是存在的。第二天一早，他"只花费了几个小时，就写出了结果"。

之后不久，处理后续问题时，他选择出趟远门，声称"旅行让我忘记自己的数学工作"。但回忆那几天的旅行，

他记得上巴士的时候，"脚才踏上踏板，就想到了问题的解决办法，而之前大脑里没有任何预兆"。

旅行一回来就验证他的新想法，但庞加莱遇到了另一个难题。"感觉很受挫，所以就去海边待了几天，想些别的。一天早上，走在悬崖边上，找到了灵感，跟之前一样，很短暂，很突然，很确定。"

纵观数学和科学历史，几乎没有人像庞加莱一样成果颇丰，影响深远。他在数学界和科学界做了诸多贡献，几乎影响各个领域，无以言表。上面提到的富克斯函数，最终成为解开世纪数学难题费马大定理的直接证据。他本人还提出了另一个著名的难题：庞加莱猜想。克雷数学研究所斥资一百万美元为其寻求解决方案，最终在 2006 年被俄罗斯数学家佩雷尔曼解答出来。要罗列庞加莱所有的作品，能列成几本书。

那个时候，没人相信直觉和潜意识的能力，而庞加莱坚信休息和休闲对提升这种能力至关重要，它们是庞加莱高产的可靠手段。

庞加莱每天工作两个时段：早上 10 点到中午，下午 5 点到 7 点，他充分利用这之间的空隙，调动潜意识思维，酝酿想法，让想法成熟。他的成就，不管是数量上还是质量上，都已证明了一切。

从更长时段上看，他有自己的慢动作多任务处理方式。

庞加莱的工作习惯就像花丛中的蜜蜂，美国数学家埃里克·坦普尔·贝尔称呼他为"最后一个全能学者"。因为同时处理不同任务，在处理无关问题时，庞加莱的潜意识思维能收集新的灵感，助力他的研究，像异花授粉一样。

庞加莱发现，最有成效的休息方式就是"一边推进，一边花点时间跟着潜意识走"。掌握平衡是关键，对生产力和创造力，甚至对完整的人生而言，工作和休息都很重要。

练习

把工作日分成几个板块：
短时间内高度集中工作，其他时间合理休息

上一次用 1 个或 2 个小时高度专注某个问题是什么时候？匆匆记下一个问题，花 2 个小时思考透彻，解决问题，不要分心，但也不要过于强迫自己。如果觉得彻底被困住，就暂时搁置，交给潜意识处理。这不是让你拖延，而是让你好好休息。或许你会惊奇地发现，交给潜意识处理后，原本棘手的难题变得轻而易举。

休息可以很活跃

　　"做一件事的时候，最好的休息是做另一件事。"怀尔德·彭菲尔德在《闲暇的好处》一文中提出，"积极利用闲暇时间，可以补充知识，让你成为更有效的专家，更快乐的人类，更有价值的公民。你可以更好地了解世界，更足智多谋"。这话不假。

　　心理官能会疲惫，需要休整，这是一种误解，因为并非全部如此。大脑真正需要的是做出改变，因此，积极的休息绝不会影响第二天的工作表现，反而会助其一臂之力。全身心投入另一项任务时，大脑会彻底激活对上一个难题的潜意识（酝酿阶段），不会被显性意识干扰。

　　很多有成就的科学家酷爱音乐、艺术、运动。马克斯·弗伦泽尔就很喜欢混合健身（CrossFit），而且他在烘焙面包、制作音乐时，最容易宁静下来。约翰·菲奇喜欢练柔道，邀请创意从业者到家里享用美食，互相启发灵感。

　　你可能也注意到了，前面几个历史伟人的故事里，长时间散步是他们共同的习惯，很多伟大的思想是在散步时萌生的。类似的例子还有海森堡的不确定性原理，汉密尔顿发现的四元数，鲁比克发明的魔方。另一位散步爱好者亨利·戴维·梭罗说："迈出腿的那一刻，思想也跟着开始活动。"

科学也证明了梭罗的想法。运动，稍后会详细谈到，就像它能改善肌肉和心血管系统一样，直接改善大脑机能，也能让大脑可塑性更强。运动会产生大量神经营养蛋白，能促进神经元的发育成长。而且，耐力运动能释放荷尔蒙鸢尾素，反过来促进最活跃的神经蛋白——脑源性神经营养因子（BDNF）的生成。换句话说，流汗有助于大脑成长，形成新的联系，能帮助你解决困惑已久的棘手难题，实现新的突破。

另外，运动能释放压力，让你更好地应对未来会有的压力。相应的，大脑、生产力、创造力，都能直接从运动的活跃状态中受益。虽然看起来不可信，但这些活动恰恰正是大脑休整所需要的绝佳休息方式。

休息的四要素

　　提及休息，你想到的是什么？在树荫下的吊床上打个
盹儿？瘫在沙发上看喜剧演员塞恩菲尔德参加马拉松？休
息不仅仅是歇着，也不是所有的休息都是理想的。刷 3 个
小时的论坛跟小睡一下或散步大不相同。我们都知道，要
好好休息才能保证工作效率，保持身体健康。我们也知道
休息可以很活跃，但究竟什么才是理想的休息？

　　《科学休息：迅速恢复精力的高效休息法》一书中，
亚历克斯·索勇－金·庞指出：研究证明，理想的休息和
休整有四个关键要素：

　　·放松，让身体、思想平静下来；

　　·控制，确定如何利用时间和注意力；

　　·驾驭，有足够的挑战性，进入心流状态；

　　·抽离，全身心沉浸，忘记工作。

　　如果认为休息只是放松，就会忽略其他四分之三的关
键因素。

　　控制：生活中很多因素我们无法控制。老板的一个决定，让你过去三个月的努力付诸东流；项目就要截止，客户又发来新的要求；不合时宜的时间，比如冰岛某座不知名的火山突然爆发，整个欧洲的空中交通瘫痪（马克斯·弗伦泽尔上大学时考试季经常发生），你被迫困在国外。这些足以让人心烦意乱，消耗精力和创造力。

　　为了平衡，最好在休息中增加控制性活动，选择绘画、烹饪、创作音乐等需要人控制的休息方式。即便是不可预测的事情，比如假期从事富有挑战性的活动，依然需要我们做决策，决定如何分配时间、精力和注意力，而不是像工作中按照公司制度办事。每当事情乱作一团，这种休息方式就能让我们满血复活。

　　驾驭：玩乐器、写诗也属于控制性活动，但并非易事。不过矛盾的是，也正因为有难度，所以它们才是最佳的休闲活动。真正的休息是很活跃的，带有掌控体验，即足够挑战，能让心绪完全沉浸，从而进入心流状态，不会因为太难、受挫而选择放弃。

　　在柔道课上，为了精通柔道，约翰·菲奇一个动作练几个小时。跟伙伴切磋时，必须全力以赴，不然很快就会被对方制服。每次训练完，他都觉得神清气爽，因为那几个小时，有趣又富有挑战，根本没精力想别的事情，更没空思考工作。

抽离：这是良好休息最重要，也是最后的一个因素。把工作（或其他困扰）抛之脑后，专注于别的事情，这对生理和心理休整都至关重要。也就是说，你能否"离线"一天？心理学博士萨宾·索南塔特在研究中指出了抽离的重要性："实证研究证明，员工下班后能从工作中抽离，他的生活满意度更高，心理压力更小，工作中参与度也更强……'该研究'同样证明，下班时间从工作抽离越多，工作表现越好，两者呈现正相关。"

成功人士有一个共同的特性：能够快速自如地切换两种状态，要么完全在线，把精力、体力悉数投入工作；要么完全离线，让身心平静放松，不受干扰。然而，大多数人一生徘徊于"半在线""半离线"的状态，做不到百分百投入，自然也感受不到任何好处。

不管是晚上、周末，还是超长假期，都可以练习彻底抽离，这有助于学会休息，学会在工作的时候全身心投入，在不工作的时候快速休整。能从工作中抽身而出的员工，恰恰是最有创意、最高效的。

好的休息绝不仅仅是放松，而是活跃的、富有挑战性的，它需要我们高度集中注意力。好的休息能推动我们快速进入心流状态，暂时忘掉心中的烦忧，全情感知当下，不理会烦恼根源那无法名状的焦虑感。有些人理想的休息方式，在他人看来可能跟工作无异。有时候，理想的休息恰恰需要合理的多样性。

人物故事：索伦·克尔恺郭尔

丹麦哲学家（1813年5月5日—1855年11月11日）

　　"对我而言，所有荒诞之事中，最荒诞的就是忙碌，也就是做一个为食物和工作奔波的人。"

　　"闲暇绝非万恶之源，恰恰相反，闲暇才是真正的美好。"

　　每个称职的农民都知道，不能在同一块地上连续种同一种作物还指望能大丰收。那样做显然会耗尽土壤的营养，造成土壤侵蚀，感染虫害。有智慧的农民采用轮作制度，按照季节轮流种植不同作物。这样土壤得以从特定作物中恢复，确保土地整体健康，产量更高。比起让土壤自己恢复，如果作物选择得当，的确能够滋养土壤，为下一轮作物提供需要的营养。这种做法十分简单又高效，早在公元前600年就在中东地区开始使用。

存在主义哲学创始人索伦·克尔恺郭尔认为，轮作制不仅适用于农业，还适用于人类的精神追求。克尔恺郭尔出生于哥本哈根一个富裕家庭，靠父亲留下的遗产生活，你可能会说他有足够的条件休息。但从幼年时起，可怜的他就活在死亡的阴影中，五六个兄弟姐妹都没活过22岁。也许正因如此，他尤其觉得死之前应该在世上留下点什么，所以就选择通过哲学来实现理想。

克尔恺郭尔认为，人类绝大多数问题的根源在于无聊，他甚至称其为万恶之源。但要强调的是，克尔恺郭尔的"无聊"并非字面上的"无聊"，不是说闲暇、停下，也不是今天所说的冥想。在《轮作》一文中，他提出："我们都喜欢说的闲暇是万恶之源，为了预防罪恶，建议大家工作……但是这种闲暇绝非万恶之源，恰恰相反，如果不会烦的话，闲暇才是真正神圣的生活。"把无聊看成罪恶，恰恰是一种倒退。真正的无聊——渴望活动，想不停运动，害怕停下——才是真正的问题。

他说："奇怪的是，无聊本身就是一种平静缓慢的状态，却有如此大的能力，能够激发行动。"真正的无聊是不会激发行动的，因为它对自己的状态很满意，不会担心未来，只是关注当下时刻。

真正享受无聊的人，比如孩子，会在最简单、最不值一提的事物中找到乐趣。回忆自己小时候，克尔恺郭尔说："抓只苍蝇放到容器中，看它在里面四处乱撞，好有意思！"焦虑时，他提醒自己关注当下，就像孩子沉迷于玩苍蝇，焦虑就有所缓解。他在《焦虑的概念》一书中提出："时间的圆满就是化作永恒的那一刻。"

这种无聊，正是克尔恺郭尔在创造性的洞察力和想法中看到的无聊。但现代社会很多人害怕无所事事（也就是今天常说的无聊），视其为世上最恐怖的存在。就这样，克尔恺郭尔同意数学家布莱瑟·帕斯卡的说法："人类所有的问题，都源于他们做不到独自一人静坐在屋里。"

不难想象有的人虽然很兴奋，但依然觉得无聊，或许很多人有过这种感觉。手机里各种通知推送，等着你去点击，各种工作需要我们不停忙碌，但我们依然觉得无聊至极。不是因为缺少行动或刺激，而是因为缺少意义。

即使在 19 世纪初期，克尔恺郭尔已经明白激增的忙碌是大问题。他在《非此即彼：一个生命的残片》一书中写道：

如果有什么东西不屈不挠地把人从精神世界赶出来，让他和动物并无区别，那一定是不停地奔波。有些人像是有异乎寻常的天赋，能够把一切事情都转化成经商，生活方式像做生意。恋爱结婚，听到笑话，欣赏艺术作品，都像是在办公室工作一样井井有条。有句拉丁谚语说得很对："无聊是恶魔的枕头"，但如果一个人不觉得无聊，那恶魔自然找不到机会躺在枕头上。但大家坚信人们生来就是工作的，工作才是正确的。

虽然写在 200 多年前，这段话在今天更加受用。我们把休息和无聊混为一谈，把工作奉为神圣之物。

如此一来，我们就要提到精神层面的轮作。克尔恺郭尔认为，通过轮流处理精神活动和工作任务，就像庄稼轮作一样，可以让我们找到更多创意，避免无聊。如果永远只做一件事，精神土壤就会耗尽营养，势必要换一项，让大脑休整。他同时也强调，方法也必须合理，否则只会更让人无聊。如果以此作为不眠不休地忙碌工作的借口，就会偏离轨道。

他建议，庄稼轮作要更讲究方法，考虑得更周全，为

的是闲暇而不是无聊或不安。"我所说的方法，跟合理轮
作一样，不是更换土壤，而是改变培育方法和作物类型。
这是一种限制原则，是世上唯一的拯救原则。原则的边界
是从强度中寻求解脱，而不是从广度中。"如此看来，他
的想法跟蒂姆·哈福德的"慢动作多任务"理念如出一辙。
我们应该从无所事事中寻求解脱，不是做几千件事，而是
全力做好一些事情，并在开始下一件之前，给予应有的关注。

练习

学会轮作制

在一定时间内给自己几个，或者只给一个关
键活动或任务，全身心投入其中，并且从中找到
自由和乐趣。一旦有所进展，就进入下一项任务，
同样竭尽全力。比起各种不断分散的多任务，利
用克尔恺郭尔按序专注的工作方式，专注于一件
事情，把它看作休息，从其他事情中抽离，为你
的回归滋养土壤。

捍卫你的休息

就算认识到休息时间的重要性，也并不代表就能休息。尤其是奉行忙碌为尊的现在。

抽空休息是我们的责任。亚历克斯·索勇－金·庞说："要认真对待休息，就要先认识到休息的重要性，承认我们有权利休息，在生活中打造并捍卫休息需要的空间。"

只要足够关注，就能有效捍卫我们的休息，防止世界通过建立规则，把休息从我们手中夺走。这听起来有悖常理，但需要花精力思考，策划休闲时间，以免被工作侵犯。自己创业的人，居家工作的人，从事自己喜欢的工作的人，更应该认真对待休息，提前规划休息时间。

提前确定不工作的时间，不失为有效的生产力策略。欧内斯特·海明威最有名的做法是，每天留着最后半句话不写。相比从空白页开始，如果知道下一句要写什么，就能很快进入状态，还能增强创造过程中需要的潜意识和默认模式网络。在适当的时刻暂停，需要自觉自知，但收益巨大。培养一定的仪式感，提醒自己从工作时间过渡到休息时间，比如写下第二天的任务清单，给办公桌上的盆栽浇浇水，或者写一下总结日记，尤其对无法通勤回家的远程工作者而言，是很好的形式。

　　休息和休闲非常重要，不能听之任之，必须重新规划。捍卫休息，要像见面及工作会议一样安排休息时间。虽然很多人把工作时间说成"一天"，但休息时间应该是"一天中的一天"，要留有充足的时间。对休息最重要的形式之一"睡眠"而言，尤其如此。

休息一下，

放下书，休息一刻钟……

浅浅地锻炼一下。

睡
眠

近年来，美国疾控中心和世界卫生组织都宣布：睡眠不足是种公共卫生流行病。令人震惊的是，发达国家三分之二的人睡眠不足。但多少是"不足"呢？虽然这个数字因人而异，但科学界把"习惯性短时睡眠"定义为每晚睡眠少于 7 小时。并不是说 7 小时是理想时长，显然这只是最低限度！

你可能会想，"这太荒谬了，我从来没有睡够 7 小时，也没什么不好"。问题是，我们的自我感知能力并不好，大多数人高估了他们睡眠不足时的表现。迄今为止，所有科学研究都打破了 4~5 小时就能得到良好睡眠的说法，声称能做到的都是自欺欺人（睡得越少就越容易自我欺骗，因为精神功能明显受损）。睡眠债务是累加的，一周每晚睡 6 个小时的坏处，跟一夜不睡一样严重！你好好想想，在过去几个月里，你攒了多少个不眠之夜？

很快你就会了解，睡眠对健康和生产力同样重要。如果一颗药的效果能抵上一整夜的高质量睡眠，那它一定是神药，没人不想服用。然而，我们情愿牺牲睡眠，甚至以此自吹。正如畅销书《我们为什么要睡觉》的作者马修·沃克所说，我们"自以为是地奉行睡眠无用论的商业文化"。下文我们会详细介绍沃克，他还说："这种心态能存在，一部分原因是一些商业领袖误认为完成任务的时间等于完成率和生产率。"但这种信念与事实大相径庭。

讨伐睡眠，也是被新教工作伦理及其后继者误导的行为，这不仅对健康产生负面影响，还严重损害工作中的巨大生产力。沃克引用的研究表明，在国家层面，发达国家的睡眠不足成本占其 GDP 的 1%~3%。日本位居榜首，GDP 损失达 2.9%（几乎是日本全部国防预算的 3 倍，接近其教育支出）。美国紧随其后，占 2.3%。根据 2019 年的数据——截至本书撰写时的最新数据，仅在美国，每年就浪费了约 4930 亿美元，只是因为我们相信只需要最低限度的睡眠时间。

借用沃克的一个类比，睡眠不足时工作，就像在低热状态下烧水一样。如果一开始休息好，就可以在"高热"状态下，耗时更少，能源浪费更少，却能达到同样甚至更好的效果。如果认真对待睡眠，得到的不仅仅是减少精力的浪费，还有更多，比如，婚姻更幸福。

人物故事：马修·沃克

英国睡眠专家

> "睡得越少，寿命越短。"
>
> "不会睡觉，就不会成功。"

夕阳照在旧金山湾上，马修·沃克，加利福尼亚大学伯克利分校神经科学及心理学教授，刚刚结束一天的睡眠科学教学及研究工作，准备好好休息。他忙了一天工作，还去了健身房，上下班也是骑自行车，几小时前刚喝了一杯脱因咖啡。忙碌的一天虽然没让他很兴奋，但也算自在，只感觉有一点儿累，没有筋疲力尽。睡觉前，他不会在电视机前小喝几杯，而是靠坐在床上翻看旧书，然后和爱人相拥着聊聊天，促进感情。之后，其中一人就起身去另一个卧室，各自睡觉，不影响彼此，睡个好觉。

如果你以为他们的关系出了问题，可能因为你不是单身。大家都觉得，相爱的两个人理应睡在一起。但科学表明，这并非好事。沃克自然明白这一点。身为最杰出的睡眠科学家，沃克成立并管理着人类睡眠科学研究中心，发表了 100 余篇专业论文，还出版了畅销书《我们为什么要睡觉》——这也是本章最主要的灵感来源。

刚结婚一年时，沃克就和爱人商讨沃克口中的"分房睡眠"。根据自己的研究，他知道如果夫妻睡不好，不管是情感还是身体，都不会太亲密。甚至因为睡眠问题，有1/10 的婚姻关系走到尽头，因为疲惫容易脾气差，感情更容易起冲突。沃克和爱人决定一人一间卧室，而且也不后悔这么做："效果特别好，我俩都能更好地休息，关系也更融洽。睡眠越充足，你越渴望亲密关系。高质量睡眠越多越长，睾酮水平会随之增加，有助于提升性欲。我觉得我们必须认识到这一点，为了彼此的健康，为了关系的融洽，要在各自的床上赢得良好睡眠。"

他还强调，这个方法并不适用于全部夫妻，有些夫妻一起睡也能睡得很好。睡眠因人而异，这一重要发现在沃克其他的研究中也得以证明。每个人都有自己的睡眠类型——无非就是猫头鹰型（夜型）和云雀型（晨型）。理想情况下，所有人都应该知道自己的类型，并据此安排日程，在最契合个人节奏的时刻睡觉或者起床，可以从早上 8 点睡到下午 4 点，或者下午 2 点睡到晚上 11 点。可问题在于，当今社会并没有如此运行，朝九晚五的标准作息要求所有人都要适应，而丝毫不理会这种一刀切政策对大多数人的影响。生物钟节奏与之不符的人，不仅健康状况、工作表现会受到影响，还会被称为懒人。

"睡眠被污蔑成了懒惰的标签"，沃克说，"我们想让自己看起来很忙，所以不停说自己睡得多么地少，并视为荣誉的象征。"他的论断一语中的，仔细想想这种现象多明显："我们谴责别人睡觉，其实那不过是别人的充足睡眠量，却被说成懒惰。不重视睡眠的人，反而成了受表扬对象。"他的发现犹如一拳重击，直击要害。因为希望别人看到自己在忙，所以即使筋疲力尽也不停歇，仅仅是为了给别人看。沃克说："只有人类这种生物才会无缘无故剥夺自己的睡眠。"

沃克本人每天雷打不动，严格执行 8 小时睡眠制。他爱人更是要睡够 9 小时，确保充分休息。爱人比他早半小时睡，晚半小时起，这也是分房睡的又一个好处。

"可惜，睡眠不是可以选择的奢侈生活，而是不容商榷的生理需求，是维系生命的系统，是大自然母亲为人类永生做出的最大努力。然而工业社会却严重剥夺睡眠，对人类的健康、幸福，孩子的安全、教育，都造成了灾难性的影响。"沃克警告说，"这是一场无声的睡眠缺失流行病，很快就会成为 21 世纪最大的公众健康挑战。"

放弃"睡眠英雄主义",别再吹嘘自己睡得多么少,自己怎么不用睡。把睡眠当成身体最神奇的能力,不仅使生理和心理得以治愈,还能推动想法的酝酿,找到有创意的突破。睡眠可能是唯一一个最有效,又最普遍的休息方式。好梦!

练习

设定一个不容更改的"睡眠时段"

对多数人而言,睡眠不能少于 8 小时,而且每天都应如此。沃克的睡觉时间是晚上 10:30 到早上 6:30,但你要根据自己是晨型还是夜型来确定自己的睡眠时段。如果有伴侣,可以考虑分房睡觉。研究证明,分房睡觉除了有点尴尬,伴侣关系,当然还有性生活,都会有很大提升。但一定要保证在睡觉前,或者醒来后,和爱人相拥着一起聊聊天。

梦境的力量

　　我们不难知道人睡着时是什么样：眼睛闭着，肌肉放松，不会说话，嘴边流着口水，容易醒（跟昏迷不同）；也不难知道睡着时自己是什么体验：对外界毫无意识，出现两种时间错觉。既经历着时间缺失——几小时后醒来时，完全不记得过了多长时间；同时又经历着梦境独特的时间延伸感——有点像幻觉，1分钟长得像1小时。不过，要彻底了解睡眠，掌握睡眠如何支撑我们的健康和创造力，就必须了解脑部活动。

　　睡眠分成若干不同阶段。健康的人每晚都会经历几个睡眠周期，每个周期涵盖各个阶段，大概持续90分钟。简单来说，比较有趣的阶段有两个：深度睡眠期，体力治愈多发生于此；快速眼球运动睡眠（异相睡眠），情绪治愈和创造力多发生于此。

　　醒着的时候，大脑的脑电活动乱成一团，里面充斥着各种高频率活动，适合处理局部信息，但无法把大脑中相距较远的区域连接起来。但进入深度"慢波"睡眠，原本活跃的大脑会慢慢平静，大脑不同区域开始同步，相互交流。

这有助于把存储在一个地方的信息转移到另一个地方，尤其是把海马体里的短期记忆转移到大脑皮层，变成长期记忆。清醒时，大脑捕捉新的信息；而睡觉时，大脑会转移并提取这个信息。深度睡眠就像勤奋的图书管理员，确保没有丢失信息，并将消息放到对的地方，给记忆贴上标签，相互交叉参考。

慢波睡眠的作用远非如此。睡眠的另一个主要阶段：异相睡眠的作用甚至更大。异相睡眠为深度睡眠充分收集信息，准备信息。梦境主要发生在异相睡眠阶段，可谓是很特别的动力室。清醒时的思维模式非常有逻辑，层次分明，但进入异相睡眠阶段，逻辑能力就会消失，不相干的记忆开始相互疯狂连接，变成各种精彩纷呈、稀奇古怪的梦境。在安全的环境中，从清醒意识的固有思维模式中解脱，非常有助于酝酿创意，解决问题，像开了挂一样。

此外，异相睡眠中，新记忆和动作技能会在梦境里重新演绎一遍，有助于强化新记忆、新技能。很多音乐家或运动员深有体会。比方说，艰苦训练即将结束，你努力想学会古典吉他的一个新和弦，但毫无进展，所以决定睡个觉放松一下。醒来时，琴弦突然弹起来很顺手，就像施了魔法一样，这就是梦境的力量，是学习的支撑力量。学习前休息，能把海马体的现有记忆转移到大脑皮层，为抓取新信息腾出空间，而学习后休息可以巩固信息，有效保存信息。许多顶尖演奏家会利用睡眠作为训练武器，本章最后就会介绍一位演奏家的故事。

有趣的是，比起其他灵长类动物，人类虽然睡得很少，但异相睡眠占比却非常高。异相睡眠中，肌肉彻底放松，人处于麻痹状态，防止做出梦中出现的动作。如果为了躲避捕食者，而睡在高高的树上，这种肌肉放松状态就很危险，可能会在梦中掉下来，摔断脖子。但因为火的发现，我们的祖先不用睡在树上，而是很安全地住在地上，这样夜里会有更多深度睡眠和异相睡眠。

有人说这种优势至关重要：它使人类得以形成更多复杂的社区和技术，最终成为地球的主导物种。虽然比近亲灵长类动物睡得少，但人类的睡眠更高效。所以实际上，我们是在做梦的过程中实现了现代文明。睡眠是创造力的基础，一定要充分利用。

夜里的睡眠周期机制极为有效，能够稳定心智，提升心智表现，成为伟大的思想家、发明家、领袖人物。可惜，很多人的生活里，睡眠被剥夺，后果不堪设想。

灵丹妙药

睡眠不足的坏处不胜枚举。睡眠一旦匮乏，就会严重影响心血管健康。医院数据显示，进入夏令制之后，睡眠直接减少 1 小时，心脏病发作率增加了 25%。[1] 睡眠不足直接降低注意力，影响判断力。熬夜 19 小时，也就是从早上 7 点到凌晨 2 点都没睡，会损害认知能力，跟喝醉酒的后果一样（而醉驾是诸多交通事故的罪魁祸首）。忽视睡眠，会抑制免疫系统功能。哪怕只是一个晚上睡眠不足，都能大大减少抗癌杀伤细胞的数量，而经常性睡眠不足 6 小时，患癌风险会增加 40%。而且，睡眠不足会直接降低性欲，男性精子和睾酮数量都会减少。如果你之前不认同马修·沃克分房睡的主张，现在你可能改变主意了。

若不重视睡眠，上面那些坏处只是冰山一角。虽然听起来恐怖，但我们应该看到另一面，睡眠是免费的灵丹妙药，能预防，甚至治疗很多小病。睡眠还是一剂"聪明药"，

---

[1] 又是从希腊人那里学到的：雅典大学医学院的一项研究《健康成人的午睡》显示，有午休习惯的人，心脏病发作率比其他人低 37%，说明我们应该向希腊人学习，学会午睡。

睡眠充足可以显著提高认知能力、社交能力。

异相睡眠不仅有助于创意酝酿，还是很厉害的管家。异相睡眠中，大脑的情感中枢会高度活跃，同时大脑彻底摆脱压力激素——去甲肾上腺素。如此一来，我们可以放心重现沉重的记忆和情感，然后化解它们，去除不好的记忆，处理消极情绪，减轻成瘾行为。就这样，通过梦境，睡眠能够有效治愈情感创伤。[①] 睡眠，尤其是梦境，可以稳定情绪，更能体谅、理解他人。

或许不少人遇到过一些领导或老板，他们脾气很差，无法控制自己的情绪，给团队带来负面影响，这些人很有可能也会以自己睡眠少自诩。然而，睡眠不足会导致大脑前额叶皮质区逐渐无法被理性控制，杏仁核会夺取掌控权，从而产生不适宜的情绪反应，如愤怒、应激反应、战或逃反应。总之，不管情绪好坏，只要情绪被放大，就会导致心境波动，做出危险举动。所以，如果想当一个好领导，保持冷静镇定，带领团队克服困难，那么睡眠的平衡力量会让你受益。

---

① 很可惜，罗莎琳德·卡特莱特在《24小时思维》中发现，这个过程会受到干扰。比如，创伤后应激障碍患者，或者特定抑郁症人群，梦境没有缓解他们的情绪，营造无压力的环境，反而会使其重温自己的恐怖经历，做噩梦。

　　杏仁核夺过控制权，掌控局面，不仅不利于情绪稳定，还会增加压力。交感神经系统会让身体进入压力极限，陷入危险。如果是遇上老虎，或者谈判很棘手需要高度集中精神，这种反应是好的，但不能总保持这种反应。如果睡眠不足，交感神经系统就会慢慢变得活跃，造成心率过高、血压过高、焦虑、无法呼吸等各种伤害。如果压力过大，容易焦虑，有时会影响你的睡眠，此时恰恰是非常需要睡眠的时候，所以在压力环境下，必须确保充足睡眠。

　　睡眠就像是大脑的管家，最主要的任务就是处理垃圾。睡着的时候，脑细胞会缩小 60%，脑脊髓液就能冲刷掉淀粉样蛋白，这种毒素的积累是阿尔茨海默病的主要诱因。睡眠充足可以让大脑保持健康年轻，预防各种老年时会出现的神经退行性疾病。

　　简言之，如果病了（更糟糕点，死了），如果大脑茫然无头绪，如果你暴躁不安，就没办法做出巨大成就，带领精英团队，解决重大问题，创作伟大艺术。好在这些问题都能解决：只需要每天都好好睡觉。为确保你做到，下面来聊聊如何提升睡眠质量。

如何获得更多睡眠

现在你知道合理睡眠有多重要了，它可以说是世上最根本、最常见的休息形式。良好的睡眠习惯是休息准则的重要组成部分。很多专业人士很重视睡眠，你的目标就是像他们一样。亚马逊的首席执行官杰夫·贝佐斯认为，他能为股东做得最多的就是睡眠。接受 Thrive Global 采访时，他说："如果在睡觉上自欺欺人，可能会得到额外的'多产'时间，但这种生产力可能是种错觉。"想成为专业人士，就必须保证专业人士该有的睡眠。真正的行家不会剥夺自己的睡眠。

可惜对大多数人而言，睡眠充足是个挑战。从清醒到犯困然后入睡，有两个步骤很重要：一是生物钟，生物体内的一种无形的"时钟"，一个循环周期大概是 24 小时，跟外部环境变化（尤其是光、温度变化）周期（24 小时）基本吻合。此外，这个循环中，早上会释放皮质醇让我们清醒，而晚上会释放褪黑激素帮助我们酝酿睡意。

二是增加睡眠压力，准确说就是腺苷酸分子在体内浓度越高，就越疲惫。要提醒各位：咖啡因会减少腺苷酸分子的受体，能够欺骗身体，让人误以为睡眠压力不够。睡眠能够清除腺苷酸，早上觉得神清气爽，就说明体内的腺苷酸全部清空。可惜越来越多的人睡眠压力很大，睡得却少之又少，第二天腺苷酸残留体内，人就容易昏昏沉沉，除非先喝一杯咖啡，冲刷掉不断变多的腺苷酸。

要成为领域内的专家，关键是养成良好的作息时间和生活习惯。睡眠亦是如此。有规律的睡眠可以让睡眠压力与生物钟同步，确保睡眠质量，让你每天呈现最佳状态。最关键的一步是保证充足睡眠，每天至少睡够 8 小时。除非是紧急情况（比如照顾新生儿），否则不容更改。而且理想情况是每天睡觉的时段都一样，这样身体才知道什么时候该"关机"，什么时候该"开机"。

如果你的确睡眠时间足够，睡觉时段也一样，可就是睡不着怎么办？虽然不少人被失眠困扰，但多数人的睡眠障碍是可以避免的。

咖啡因是当今世界使用最广的药物（别误会，这里说的是过量摄入咖啡因）。但前文提到过，咖啡因能够抑制腺苷酸，妨碍身体发射疲劳信号。如果早上为了提神，喝咖啡自然是好，但夜里，咖啡因会影响入睡。咖啡因从体内排出的时间因人而异，但总的来说需要 5~6 个小时。也就是说，就算咖啡喝得不算晚，到午夜，血液里的咖啡因至少还有四分之一。每天到了傍晚时分，很多人已经喝了好几杯咖啡。马克斯跟踪记录自己几个月内咖啡因的平均消耗，根据数据模拟了血液内的咖啡因浓度。结果显示，每天早上 8 点左右醒来时，体内依然有 20~30 克的咖啡因残留（相当于小半杯浓缩咖啡）。可见从身体排出咖啡因的时间比你想象的要长。所以一定要留意每天最后一杯咖啡的摄入量。

说到睡眠，另一个容易误解的东西就是酒精。人们普遍误以为酒精有助于睡眠，但事实上跟安眠药一样，酒精虽然能让你很快入睡，但睡眠质量要差得多。镇定和睡眠绝不是一回事。酒精同样能破坏睡眠，让你夜间频频醒来（只不过你早上起来不记得），抑制异相睡眠。哪怕只是一点点酒精，都会破坏睡眠效果。因为不想扫兴，时不时会喝个三五杯，但是要改善睡眠，就要尽可能避免酒精，尤其是睡觉前。或许可以学学地中海地区的文化，在午饭时间喝红酒，而不是吃晚饭时；又或者，像德国人一样，早餐时候喝啤酒。

影响高质量睡眠的因素中最容易被忽略的一个可能是温度。几千年前，我们睡在山洞里，又黑又静又冷。可如今，大家睡在很温暖的房间。温度太高容易犯困，而我们的核心体温其实应该降低1℃。然而睡在温暖的房间，盖着厚厚的毯子，核心体温很难降低。专家建议，卧室温度应该在59℉~66℉（15℃~19℃）。听起来似乎有点冷，但一旦习惯了，能让你像冬眠的熊。虽然有悖常识，但睡前冲个热水澡，或者泡个热水浴，都能让你体温低一些。洗完澡觉得浑身发热，但热水把血液引到身体表面，核心体温就会降下来，所以入睡更快更好。

最后是光亮。因为人工照明，我们摆脱了太阳控制的明暗循环周期，但是也造成了生物钟混乱。我们不再是白天在阳光下，晚上在黑暗中。相反，醒着的时候，几乎都躲在室内光照的昏暗光线中。这样既不利于早上激活身体活动，也不利于晚上按时入睡。我们应该做的，恰恰是在白天尽可能接触自然光（虽然待在室内很凉快，但会消耗你的精力），快到睡觉时间了，就尽可能调暗灯光。睡觉时避开蓝光光源，比如LED灯、背光显示屏等，因为蓝光会让身体以为现在是白天，从而减少分泌睡觉所需的褪黑激素。

所以今晚，不如点几支蜡烛，远离一切屏幕，放松片刻，然后冷静下来，沉沉地睡去，来一个美容觉，以便以更好的状态迎接第二天要完成的各项任务，也许是研究有所突破，也许是签下一直想签的大客户，也可能是赢得NBA比赛。

人物故事：勒布朗·詹姆斯和迈克·曼西亚斯
美国篮球明星和他的私人长期训练师

> "我可以做任何训练。早上起来，敷冰袋，戴上NormaTec脉冲按摩设备，使用复苏套装疗程的各种装备。但睡眠变好后，醒来神清气爽，甚至不需要闹钟，就会觉得'对，我绝对能以超高水平完成今天的任务'。"

一直以来，勒布朗·詹姆斯都是最伟大的篮球运动员之一，自2011年开始，在娱乐与体育节目电视网（ESPN）和《体育画报》的球员排行榜上，詹姆斯一直是NBA最佳球员。他曾三次获得NBA总冠军（编者注：2020年第四次获得NBA总冠军），四次NBA最有价值球员奖，三次NBA总决赛最有价值球员奖，两次奥运会金牌。毫无疑问，他投入了很多时间在球场训练，但在球场之外，他的训练师迈克·曼西亚斯是詹姆斯的表现、技术、健康等方面的保障。

"对于任何优秀运动员，"曼西亚斯认为，"所有人，包括训练师、治疗师，都要牢记：恢复永无止境，永不停歇。不管詹姆斯每晚训练 40 分钟还是 28 分钟，我们都会把恢复训练放在首位，可以是补充营养，可以是补充水分，可以是柔韧性训练，也可以是健身房器械训练。真的，从不缺席。"

曼西亚斯明白，正是"坚持恢复"的理念，才让詹姆斯这样的球员取得成功，确保高风险职业需要的健康。詹姆斯雷打不动的一个习惯就是睡眠。他俩都认为，睡眠跟罚球一样，非常重要。"他天天唠叨我，"詹姆斯说，"天天唠叨睡眠。'你昨晚睡了多久？睡了多久？睡了多久？睡够 8 小时了吗？睡够 9 小时了吗？'喋喋不休。"曼西亚斯认为，要取得最好表现，不管是运动还是其他方面，都必须充分休息。昨晚睡够 8~9 小时了吗？如果没有，会不会因此影响你的工作能力？

曼西亚斯的理念是有科学依据的。2011 年，权威杂志《睡眠》（*Sleep*）上发表了一篇文章，指出斯坦福篮球运动员睡得多，表现也会更好。在满足基本睡眠时长后，要求他们每晚睡够 10 小时，经过 5~7 周后，他们的表现远超只睡 6~9 小时的人的表现。试验结束后，投球准确率平均提升 9%，冲刺速度更快，不管是训练还是比赛中，整体表现都有所提升。试想一下，人们如果在各自领域提高 10% 的绩效，会发生什么？而这只需要每天多睡一会儿。

　　虽然无须赘述，但还是要说詹姆斯的工作处于较高水平。除了职业篮球赛中的高强度运动，他还需要协调队友、教练、媒体、赞助商。每天应对这些并不容易，为了找回状态，做到日复一日，他俩深知睡觉时身体会自我治愈。曼西亚斯还强调说，这不仅对篮球明星绝对行之有效，而且绝对适用于任何高强度工作者。"不管是商人、医生还是律师等，都需要休息。"曼西亚斯说，"不管是 NBA 比赛，还是在法庭唇枪舌剑一天，又或者在医院争分夺秒，不管什么情况，想要恢复，都得睡觉。睡眠是身体自愈的时间，所以很重要。"

　　如果发现自己因为生意项目，没能每天睡够 8 小时，那就在假期的时候补上，提醒自己第二天不用像之前那样盛装出席。睡觉让你精力充沛，变得专注，能让你像专家一样更具竞争优势。不管做什么，要取得最佳表现，就要先保证自己像詹姆斯和曼西亚斯一样，重视睡眠。

练习

像专家一样重视睡眠

人自然无法一夜成为篮球明星，但依然可以拥有冠军一样的睡眠习惯。詹姆斯的睡前习惯包括：室内温度调到最佳范围；关上百叶窗，拉上窗帘，关灯，让卧室完全黑暗；为了放松下来，他睡前30~45分钟不会使用电子设备。通过有意调整睡眠环境，自然就能拥有和世界顶尖人士一样的睡眠质量。

休息一下，

为什么不放下书，去睡一觉……

运动

自2009年成立以来，Strava（译者注：瑞典语，意为"努力"）已迅速成为全球最大的运动员网络社区之一，尤其是自行车手和跑步运动员，他们便用这款App来跟踪和记录锻炼情况，并与朋友分享。Strava公司以鼓舞运动员为使命，助力运动员获得更好的成绩、更多的乐趣。Strava团队本身就贯行以运动为中心的生活方式，总裁詹姆斯·夸尔斯也不例外。

成为总裁之前，夸尔斯是科技领域的知名高管，曾担任脸书（Facebook）欧洲地区总监，照片墙（Instagram，简称ins）主管业务的副总裁。但与其他同行高管不同，夸尔斯努力维持工作、家庭及健康之间良好的平衡。每天早上，三个孩子还没起床，他就出去跑步，让自己一整天保持积极心态，然后给家人准备丰盛的早餐。

上班途中是夸尔斯的另一个锻炼机会。他会骑自行车去车站，带着自行车坐火车，再骑到办公室。"骑自行车上班是我很重要的一个习惯，即使下雨天也骑（我有很好的雨裤），我喜欢呼吸新鲜空气。"像大多数高管一样，他的工作日程安排得很紧凑，要忙到晚上。但每天跑步，骑车上班，让夸尔斯在上班前就已经进行了两次锻炼。

　　夸尔斯的繁忙日程中，星期三是个例外。这一天，他中午还会再锻炼一次。整个公司都受到鼓励，一起锻炼，每个人的日程上都留了一个空当，定为"Strava 每周锻炼日"。这不仅是团队建设的惯例，还有助于调整和提高员工下午的工作状态（当然会先洗个澡，饱餐一顿）。

　　无论日程多紧，他都赶下午 5 点 58 分的火车回家，不允许工作影响到私生活。上班时，家人会准备好营养健康的晚餐，而周末有时间，夸尔斯喜欢自己做饭。总之，晚上他更像是细心的家庭主妇，而不是忙碌的总裁。"如你所想，我晚上事情很多，讲故事，辅导作业，阅读，督促所有人睡觉。从白天到晚上，只是改变了工作。"夸尔斯身为公司总裁的职业道德，与他的休息准则同样强烈，相得益彰。

　　无论是技术主管还是其他角色，要做到工作合理，就需要在这两方面取得平衡。夸尔斯认识到了这一点，生活中他奉之为重点："对我而言，健康的生活是平衡、能量与意识。所谓平衡，指的是适度，确保生活的各个方面不会严重影响其他人。能量让我有更多精力，比如健身、参加训练营、跑步、骑自行车、拉伸和力量训练。能量也跟营养相关。"我们很容易在忙碌中迷失方向，忽略良好的营养和锻炼对健康和领导力的重要性。为了避免这种情况，我们应该形成惯例，将它们作为休息准则的一部分。

坚持锻炼，保持敏锐

我们都知道锻炼好处多多（不管是否付出行动）。人类天生是要动的，整天坐在椅子上，不仅有害健康，对创意工作也没有好处。

科学界也证明了这一点。运动能促进大脑结构的可塑性，直接改善大脑，就像改善肌肉和心血管系统一样。运动中，神经营养因子（一种促进神经元发育成长的蛋白质）明显增加。此外，耐力运动会释放鸢尾素，从而促进最活跃的神经蛋白——脑源性神经营养因子（BDNF）的产生。

为避免那些神经学家的专业术语让你头晕目眩，直接说重点：运动可以保持大脑强健，形成新连接。锻炼有助于大脑这个创意工厂不断革新，帮助你应对更复杂的挑战和任务。大脑，连同生产力和创造力，都直接从我们的运动中受益。

亚历克斯·索勇－金·庞在《科学休息：迅速恢复精力的高效休息法》中写到，锻炼不仅增强体魄，还能增强工作中的坚强意志："这有助于应对工作中的压力和沮丧，使你更长寿、更健康，还可以助你在生活中维持智力和创造力。"

庞在书中写到，美国前总统奥巴马，最高法院法官艾琳娜·卡根，计算机先驱艾伦·图灵，加利福尼亚大学洛杉矶分校化学家、诺贝尔奖得主唐纳德·克拉姆等，这么多重量级人物都特意进行锻炼，重视运动，以此应对繁重的工作。即使不想成为他们一样的名人，我们依然可以从定期的锻炼中受益。生活中，每个人都会时不时面临压力和困境，而剧烈运动所带来的压力在可预测控制范围内，是强化身心的完美方式，让我们更优雅地应对问题。

诸多研究表明，运动可以增加大脑耐力，提高智力，提供创意工作所必需的耐力和心理承受力，人人皆适用，无关年龄和运动能力。锻炼的种种好处无须赘述，我们更想关注运动对创造力的影响。

运动是摆脱日常琐事，提高大脑性能，以全新视角看待事物的最好方式之一。花时间锻炼不会浪费工作时间。如庞所说，"人们身体力行，完成世界一流的任务，这不足为奇。要知道，正是因为身体力行，才能完成一流的任务"。因此，要成为世界一流，挖掘潜力，就要像对待工作一样，认真对待运动。运动不该是碰巧有空时做的事情，而是应该主动腾出时间来做。

许多成功人士坚持冥想，获得平静和创造力，但不是所有人都擅长安静地盘坐着，专注呼吸。如果你也是这样，不妨用锻炼代替冥想。效果并无不同，一样能休整精神，改变视角。为了推进工作，也许你应该先动起来。

运动既锻炼肌肉，又培养性格和勇气，这是职场生存所需要的两样东西。为备战马拉松或武术比赛进行训练时，能够重温设定目标和决心的艺术。要把世界改变成想要的样子，关键就是酝酿想法，找到方法。如果不能自觉采取行动，这些想法只是幻想。

越是把体育锻炼作为休息准则中的一部分，越能证明你的能力。最终，这种意志力转化为职业道德。每天花点时间锻炼不是浪费时间，它能增强创意自信，让你更好地完成一天的工作。

最后，对于事事要强的创意者和企业家来说，寻求球场或者健身房教练的指导，好处微不足道，但也非常重要。学会放开控制权，接受别人的帮助和指导，是成功路上的关键一步。跟教练合作的能力，有助于跟同事和客户成为好队友。

这并不是说必须每天以比赛获胜为目标，才能获得运动对我们身心的好处。事实恰恰相反，认真休整，聚集全部力量，调整最佳状态，也能迎接真正的大日子。创造力也一样。每天认真工作固然好，但不必过于追求完美——工作也不可能完美。有些时候，要放松自己，缓解精神紧张，也许只需要潦草写下几行字，随便画几下。不必为此自责，这是必要的调整，是取得进步的重要组成部分。

顶级运动员、教练、各领域的高手都知道，如果每次都能保持新鲜感，训练效果自然好。如果浑身酸痛，动作很奇怪，那第二天的锻炼会大打折扣。乔希·维茨金多次获得国际象棋、太极拳比赛等的世界冠军，他在《学习之道》中说："几乎所有领域，大师们最厉害的一点是会利用休整期。"越是恢复得好，潜力就越大。

即使是现代最强悍的角斗士，这一点依然适用。

人物故事：菲拉斯·扎哈比

加拿大格斗选手、教练、健身企业家

> "坚持胜过狂热。狂热只是三分钟热度，而要做到极致，需要付出代价。没人能够每天冲刺。"

在享有盛名的格锐搏击会馆，菲拉斯·扎哈比不是随便什么人都会训练的。他在这里培养了史上最伟大的格斗选手之一——乔治·圣皮埃尔，圣皮埃尔曾获全美自由搏击 UFC 中量及次中量级冠军，最有名的就是他曾 9 次卫冕冠军。作为圣皮埃尔的总教练，扎哈比明白要怎样才能培养世界知名选手。把他们的运动看成现代的角斗士打斗，就很容易理解他们的超强度训练，每次训练都会筋疲力尽。但扎哈比与众不同："我无比同意不要疲惫。训练是应该的，但第二天醒来必须保证精神良好。"

训练像圣皮埃尔这样的世界冠军时，要牢记不可过度训练。"休整胜过一切，"扎哈比说道，"压力加恢复等于适应，而压力加压力则等于白费功夫，等于受伤。如果没有休整阶段，训练就不会有任何效果。"他觉得运动员的训练应该既有挑战性，又有可控性。什么是可控性？扎哈比借用最简单的引体向上给出解释。

"假如我让你做引体向上，你最多能做 10 个，第 11个就已经做不到了。我是应该让你做 10 个吗？不，我会让你做 5 个，这样第二天，你能做 5 个，慢慢能做 6 个。等能轻轻松松做 6 个时，我会让你挑战 7 个。"在扎哈比的可控性训练中，你可以变得更持之以恒，而不管什么行业，持之以恒都很重要。

如果总是做到极限，就得多休息几天，这样可能会受伤，或者找不到动力。扎哈比解释道："如果周一做了10个引体向上，就会一直酸疼到周四。所以周一到周四，你只做了10个引体向上。但如果我每天都做5个，那到了周四，我可能已经做了20到25个引体向上。我的总量比你多。所以，一年下来，谁的训练量更大？当然是我。真正的问题在于，你一周能进行多少训练，而且乐在其中？你希望自己实现多少运动量？"

锻炼应该是快乐的，让人沉浸其中。要让锻炼没那么难，就得培养稳定合理的持久运动。最简单的方式就是，只要每次练到感觉兴奋了，就可以收手不练了，不要让自己陷入身体疲惫劳累的情形。这种知觉就是你的"运动自觉量"，不管是顶尖运动员安全持续的训练，还是其他精英的成长，具备"运动自觉量"都非常重要。

扎哈比领悟到疲劳感的理念，并结合心理学家米哈里·契克森米哈赖的"心流"概念，解释表现的最佳区间。"心流"是"金发女孩区域"，也就是刚刚好的区域，介于焦虑和无聊之间。如果任务太难，就会焦虑；如果太简单，又会觉得无趣。如果难度与能力刚好匹配，就会乐在其中。找到心流就找到了快乐和效率。但如果过度运动，就会难以坚持。很多健身房中，人们的健身能力和水平不一，过度锻炼时有发生。人们的心流程度也各不相同。很多人锻炼时会陷入焦虑，没意识到训练超出了"运动自觉量"。他们把自己逼得筋疲力尽，还以为训练就应该痛苦，这使得想养成运动习惯的人，最终半途而废。扎哈比建议根据心流来优化运动。

任何时候，心流都应该是你乐此不疲的东西，量力而行。不管是制定工作内容还是运动计划，都要难易适中。这样一来，就会饶有趣味，自然很快就想再体验一回。扎哈比声称："心流是很纯粹的，每个人都可以处于心流状态。处于心流状态时，会觉得时间飞快。而在糟糕的锻炼中，你会觉得度日如年。在心流状态下，难度适中，既不会有压力，也不会觉得乏味。运动应该让人上瘾。所有人都理应如此。想一想你是否上瘾。运动是种牵引力，引人前来，如果不能持之以恒，就不会有所成就。"

扎哈比当然不反对高强度训练，但高强度训练需要精心计划。他说："习惯适应之后，应偶尔进行一次高强度训练，但训练量应该合理和令人愉悦。"这种心流至上的理念，让圣皮埃尔的运动和训练量足够高，成为伟大的格斗选手。"这就是乔治成功的原因，也是他保持健康的原因。因为懂得心流，所以能跟一个又一个的对手对抗。"

你能在工作中，或者运动中调整自己的心流状态吗？

昨天觉得无聊吗？那今天就增加一点挑战。昨天觉得工作太难，令人窒息了吗？或许你应该停下来休息片刻，想想自己的极限在哪。培养和保护心流状态，这样不管是在办公桌前、公司里，还是健身房，都能充满热情，保持兴奋。长远来看，坚持胜过狂热。毫无例外。

练习

了解自己的极限，量力而行地开发极限

为了下一轮的运动或者工作，留意自己的疲劳感，不要勉强自己。每个人的训练水平各不相同，所以一定要注意自己的极限，坦诚面对，该停就停，避免受伤。完成极限强度的十分之七就行，追求运动频次，持之以恒。找到自己训练的舒适区，让强度符合自己的能力，不断进步。做到七分强度，胜过十分强度，你的时间质量更高，运动也会更有吸引力。如果做不到请提前停下或结束，告诉自己这是在为第二天养精蓄锐。

大脑的养老计划

"我想永葆年轻。"歌手鲍勃·迪伦如是说。虽然运动无法让你像大学生一样青春，但至少目前能无限接近迪伦的这个梦想。锻炼身体既能保持身材，又能让大脑保持健康，等你老了，也能够继续创作，解决问题依然敏捷。

"运动最厉害的地方在于：能保护大脑，"心理学教授温迪·铃木在 TED 演讲《运动为大脑带来的益处》中如是说，"大脑就像一块肌肉，锻炼得越多，海马体、前额叶皮质区等就会越强壮发达。"我们不光现在需要强壮发达的大脑，也需要做好准备应对衰老势必会出现的神经退行性疾病、认知减退等问题。"运动不能治愈老年痴呆或者阿尔兹海默病，"铃木指出，"但是能够让海马体和前额叶皮质更强大，进而减慢这些疾病对你的影响。所以，你可以把运动看成大脑的养老计划，而且是免费的养老计划！"快，加入吧！

不得不说，铃木养老计划的比喻，足以成为你从沙发上起来，去运动挥汗的绝佳理由。每一组动作，每一次慢跑、举重、远足、跳舞，都是为大脑积攒财富。如果不想锻炼，就劝自己这是投资。你会选择在负利率时期把钱存进账户吗？当然不会。所以，对大脑也一样。

铃木的理论不仅适用于年轻人，即使出现痴呆症状的老人，也可以从中获益。她说："好消息是，研究发现，75岁及以上的老年人，即使确诊阿尔兹海默病或痴呆症，经过三个月的运动养生，也能有所改善。"经常锻炼的病人，不仅能延缓病症恶化，甚至会直接逆转病情。铃木说："对我来说，运动从来不会为时已晚。"不管几岁，如果还没开始运动，那开始运动的最好时间就是现在。

如果运动让你心生畏惧，找不到动力动起来，就提醒自己：不管是体力还是心理，永葆年轻的最好赌注是运动。往近了说，运动让你感觉更好；往远了说，运动保护你减缓精神衰退，即使老了也能保持活跃，确保精神健全。

感恩运动，让你优雅地老去。你可以尝试不同的强度模式，得到各种促进工作效率的结果。

人物故事：特里·鲁道夫

澳大利亚量子物理学家

　　"工作上，我确实需要长时间不间断，这几乎成了种心理问题。如果有日程安排，就算当天我还能有一整块时间，但知道早晚会被打断，我就很难受。"

　　"如果从未意识到休息是何物，就很难体会其重要性。"

非洲马拉维一个遥远的山村里，一群人挤在一间小小的屋子里，水电不通。其中一人在白板上运笔如飞，屋角燃烧着火，火光根本照不到上面的字，其他人只好站在白板前，想用手机照明看清内容。他们既不是流浪者，也不是计划逃跑的逃犯，而是一群物理学家——其中一些更是位居世界前列。他们是被特里·鲁道夫召集来到 2013 马拉维量子工作坊的。

　　如官网所说，该工作坊的目的是"提供足够的讨论时间，从有限的结果中，挖掘新的研究结果和方向"。毫无疑问，

这里有的是时间。每天只讨论两个课题，早上一个，晚上
一个。其他时间，科学家们都是在旅行，要么开车、坐船，
要么坐飞机，从一个偏远的地方跑到另一个，或者就坐在
篝火前，烘烤当地的野味。就像特里有次打电话开玩笑说
的那样："那些天大多数时候，我们只是在努力生存。"
不过，工作坊的参与者，包括他，都会回味那一段美好时
光。"完成了很多物理学课题，当然也学会了很多东西！"
他想起一天晚上，有位参与者说："坐在这儿，觉得这群
人里有一半都可能获得诺贝尔奖。"特里继续打趣道："是
不是非洲美酒喝多了？不过确实说得有道理。"

　　不在非洲大陆探险的时候，特里平时就在研究量子力
学背后的深层奥秘。特里是澳大利亚帝国理工学院量子物
理学教授，还是马克斯·弗伦泽尔的博士生导师。他的踪
迹让人捉摸不透，从来无法确定他在哪个国家，甚至都不
知道他在哪个大陆，而且邮件也只是偶尔回复。好在，这
也让他的学生相对自由（马克斯就得益其中）。找不到特
里的时候，他一般会全情投入探讨，不会时不时盯着收件
箱或手机。特里不玩社交软件，而像邮件那种不得不用的
软件，他尽力批量处理。特里似乎总能规避掉不必要的管
理工作。"文件工作谁拿的谁负责。"他说。这一点大家

都可以学一学。如果下次有人给你的任务清单加码，就问问自己，有没有办法让他自己完成。这样既能拥有片刻清静，长此以往，还能为自己营造一个名声——防止别人用琐碎小事打断你。

特里刻意这么做，因为他的工作需要深度思考，需要长时间不被干扰，最好是一整天。"即使我有3个小时的其他安排，"他说，"一想到早就排定了，而且结束时还要开个会，就觉得工作更没价值。"一整天没有日程安排，他就能全身心进入各种思考模式。可惜，作为教授，又要带领研究团队，又要教学，他发现越来越难有完整的一天。大学"是一个庞大的官僚机构，有很多惰性，很难找到整块儿的时间，只能是碎片时间，而且课表你也控制不了"。

但是最近，特里准备摆脱学术界管理上的"繁文缛节"，从教授工作中找到片刻闲暇。2017年，他和同事一起成立了量子计算公司PsiQuantum（简称PsiQ），目的在于打造第一台商用光子量子计算机。公司官网大胆宣称："它们将会是第一台有用的通用量子计算机。"对你而言可能没什么，但如果这一目标实现，在制药业、气候建模、密码学等诸多行业，必定是突破性进展，非常重要。虽然这家公司位于帕罗奥多，但仍然低调行事，主要是为了避免市场干扰和不必要的媒体关注。"游戏一旦开始，就要维持下去，这不值得耗费精力。"特里如是说。他们已经召集了世界各国一流的物理学家、工程师，组建了一个近百人的团队。

或许你会好奇，运营这么大一家公司，可能会有更多繁文缛节，反而无法专注于学术。而特里和同事，正是在避免繁文缛节的文化理念基础上创建的公司，确保大家有足够多整块的时间去思考，切实解决问题。周二上午、周四下午，这两个时段就是空出来给深度工作的。"不允许安排任何会议。"特里解释道。公司还有开放的假期制度，只要不影响工作，想请几天假就请几天。公司第一批员工都是硅谷经验丰富的工程师，特里开玩笑说，无须再教他们善用假期。他还发现了不同国家的假期政策大不相同。"欧洲人更善用假期，而美国人要强迫他们休息，"特里边笑边说，"这对我们很有启发。如果能成为第一个打造出世界量子计算机的人，那成千上万的公司会跟着模仿。"

他还吐槽那些追求生产力，偷走生物钟的团体。"在'硅谷'，每个人都很拼命，甚至偷走了自己的生物钟。大多数时间用来弄清楚日程安排了什么事，而不是用这些时间本可以完成些什么！"他最喜欢的提高成效的方法就

是跑步。其实他有两种跑步方法，它们各有各的用处：理
清头绪型——认真地在小路上跑，必须思考每一步踏在哪
里。"我不会冥想，脑袋无法安静，这种跑步方式，我需
要集中注意力，专注跑步，没空想工作，也不可能想其他
的，只能专注身体，让身体动起来。"

　　还有些时候，特里跑步前会整理出要思考的问题：

　　　　这种情况下，我跑得很慢，优点就是让你远
　　离干扰，比如手机、电脑、本子等。我大多数工
　　作和计算需要在笔记本上完成，而如果写下来，
　　大脑就会出现："对，我不需要记，只需要回过
　　头翻本子即可。"但很多事情有必要记在脑子里。
　　而且不光是数学、物理，可能是任何东西。跑步时，
　　一没笔二没纸，没法写下来，又不能忘掉细节，
　　只能想是谁，是什么内容，我想完成什么。

　　在特里眼中，深度思考的最大阻碍一是瞎忙活，二是
碎片时间。"从事普通工作的人们，看到搞学术的就认为
他们一直都很懒。但其实这对创造性工作很有必要。通常
我思考的时候，就会离开书桌，躺在懒人沙发上，看着像

睡觉一样，但其实我是在梳理思路。不，我想闭着眼睛，思考一些问题。因为没有干扰刺激，所以大脑运转得更快。"

也许我们都应该找点时间，闭眼躺在懒人沙发上，让思绪沉浸到深度思考中。而要做到这一点，最好的办法就是独处。

练习

要么拼命奔跑清空大脑，要么慢跑思考问题

想清空大脑，就努力挑战自己，这样除了身体的动作和感受，就没法思考别的事情。想利用锻炼时间提升效率，就提前想好若干问题，然后在这段闲暇时间，没有干扰，也没有其他辅助工具，从宏观角度看待眼前的问题，同时做一些有益于身体健康的事情。如果不喜欢跑步，就找另外的活动替换即可。

休息一下。

何不放下这本书，去伸个懒腰，动一动……

独

处

　　两千年前，亚里士多德就在《政治学》中提到："人是社会性动物"。从最早的人类物种开始，社交网络就是生存关键：一旦被部落踢出去，就会成为虎口之食。可见，对社交的渴望就跟对水的渴求一样，必不可少。没有社交，就无法在人类初期存活，更别提发展现代社会文明、科学、艺术或取得其他伟大成就了。就连人类大脑体积大，会使用语言，都是社会属性的产物。

　　由此可见，我们很容易被冲昏头脑，认为与他人一起才是人类最自然的状态，反过来，一人独处有悖本性。"但是，"心理学家亚当·韦茨警告说，"狂热吹捧社会大脑、社会激素、社会认知，切不可忘记，社交绝非易事，也并非天生，更不是无穷无尽的。这是因为，社会性过程所赖以生存的大脑、激素、认知，只有先被触发了，才能进行处理。"没错，我们是社会动物，但即便如此，我们的社会本性也需要合理的环境，需要适当平衡，在社交和独处之间起伏涨落。

　　费利西蒂·梅勒在《物理世界》上发表了《沉默的力

量》，文中写道："艾萨克·牛顿、阿尔伯特·爱因斯坦，都渴望独处。亨利·卡文迪什、保罗·狄拉克更是不喜社交。沉默和独处，似乎在物理学历史上随处可见。"但是当今的科研学术环境，并不具备任何一种。就连沉思的堡垒——世界先进学术的大学和科研机构，也慢慢变成嘈杂的集体决策的工厂。不断参加各种委员会、宣传活动、评审过程、政策倡议等，似乎已经变成义务活动，不可避免。梅勒认为这令人担忧："当今的科研政策轻视独处的重要性，至少英国是这样的。这种强制性交际的危险在于：物理学创意工作的重要前提会消失。"这一重要前提就是独处，这种典型的沉默能让思绪任意飘扬，避开各种外界的干扰。

交流当然有必要，科学是集体努力的结果，但是交流的总量、交流的各种手段已经失控。梅勒并非否认交流的重要性，而是呼吁寻求平衡："交流，当然有必要，"她说，"但在物理学家看来，应该以适合所有人的方式进行。"她担心科学家会失去控制，就以彼得·希格斯（以发现"上帝粒子"而闻名）为例予以解释。希格斯最近声称，"在当前研究环境下，自己无法获得诺贝尔奖。他觉得20世纪60年代所享有的和平与宁静，如今已是不可能"。这些年，很多诺贝尔获奖者也发表过类似言论，承认独处在其思想酝酿过程中的重要性，并且痛惜当代人不重视独处的宝贵价值。

诸多研究无不说明，相互协作或者偶然相遇，都有助于交流想法，启发新观点，但并不有利于深度思考，也无助于重大的创意突破，只有独处才能。可惜很多人失去了这个能力。

文章最后，梅勒警告众人："演讲中没有停顿，就会只剩下语无伦次的喋喋不休；科学研究中没有独处，剩下的就只有噪声。"我们深表赞同。而且不仅科学研究中，任何创意性工作中都有这种现象。只有在和自己的思想独处时，才能真正完成创意工作，酝酿想法。

亚里士多德最爱独处

很多人说自己不是艺术家，不过几乎所有的知识工作者都需要创意，所以某种程度上他们就是艺术家，只不过他们的艺术品是代码、商业企划，乃至人际交往。苹果联合创始人史蒂夫·沃兹尼亚克认为："艺术家独处时效率最高，因为他们能够控制自己的创意设计，没有他人干扰，也不为销量，也不被其他部门打扰。"他建议未来的发明家"独自工作，就能设计出最具革命性的产品，设计出自己而不是团队想要的产品特性"。独处时可以无拘无束进行尝试，搞砸了没人看，不会有人质疑你的奇怪想法，指手画脚告诉你应该怎么做。

所以，独处有助于原创。在《独处：在人山人海中寻求一个人的生活》一书中，迈克尔·哈里斯认为只有独处，没有外界干扰时，才能听到自己真正的声音，找到表达自己的独特方式。他鞭策我们"要建造一个更新更强的屏蔽罩，躲在里面自娱自乐"。选择独处，找到（并且承认）自己真正喜欢的东西，让思想完全沉浸其中。给自己更多时间，摆脱创意思维的限制干扰。

前面我们探讨了创意过程，提到积极主动（准备、验证）和消极被动（酝酿、启发）之间的平衡是关键。交际与独处之间，同样存在一种平衡。通过交际，可以获得新的灵感和启发，但之后需要回到自己的思想中，回到自己的屏蔽罩内，自在地观察梳理思绪，不被他人的思想干扰或者误导。

可惜，对多数人而言，这并非易事。我们已经丧失了独处的能力，甚至拒绝独处。我们只知道，独处等同于孤独。事实上，独处和孤独并不相同。心理学家克里斯托弗·朗和詹姆斯·埃弗里尔写道："相比孤独，独处通常是种积极的状态，是人们应该追求而不是逃避的状态。"哈里斯也说："孤独是种失败的独处，而真正的独处是丰盈的，也很难做到。"越来越难摆脱社交的强大引力，让思绪沉浸在独处的柔波里而不觉孤独。也正因如此，独处越来越可贵。

不间断的干扰和联系，让我们陷在现实，陷在"是怎样"的泥潭，只有独处时，远离干扰，思绪才能肆意飘扬，找到突破口，设想"能怎样"。"思绪游走的力量，"心理学教授凯莉娜·克里斯托弗说，"正是它不会删减任何东西，还会建立你从未想过的联系。"这对创造力很重要，但正因为思绪的来者不拒，能把相距甚远的东西联系起来，所以也会把我们带到从未抵达的地方，因此，独处的人在多数人眼里都很怪异。自我反省是痛苦且怪异的，不习惯的时候尤其如此，但这种痛苦是值得的。是的，自我反省能够揭露空虚感，尤其因为休闲生活不合理，觉得生活没有意义时，能指引我们如何填满空虚。而且，思想更暗更黑的地方，如果敢于时不时地冒险挖掘一下，一定能产生更有创意的金点子，对个人成长的好处自不必提。

《独处：在人山人海中寻求一个人的生活》一书中，哈里斯指出，20 世纪 80 年代，精神病学家安东尼·斯托尔研究了很多伟大的艺术家，发现独处在其创作过程中发挥了很重要的作用。哈里斯还引用米哈里·契克森米哈赖的研究。这位知名的匈牙利裔美国心理学家提出了心流概念，并将之推广。1994 年，他还发现无法独处的青少年创造力会更低。哈里斯推测："只有独处时，青少年才能培养创意性的习惯，比如写日记、涂鸦、幻想，这些都有助于原创性工作。"又或者，正如约翰·沃尔夫冈·冯·歌德所说："社会可以教育人，但只有独处能够启发人。"我们需要的精神自由，只有独处能赐予，而且一次只需要几分钟就行。"思绪纷乱如麻，简单来说就是'神游'，"哈里斯说，"但要想获得新的见解，就需要大把空白时间，真正的神游需要很久。"还有比户外更适合出游的地方吗？

一直以来，大自然就跟独处密不可分。想要迷失在自己的思绪里，没有比逃离喧嚣的城市和办公室，投入大自然怀抱更好的去处了。正是在大自然里，在荒芜的瓦尔登湖畔，亨利·戴维·梭罗才写下："我爱孤独。世上再无比孤独更好相处的伴侣。"大自然的孤独不仅很好相处，对大脑也大有裨益。斯坦福大学的科学家发现，哪怕只是独自在大自然中散步 90 分钟，也能有效减少穷思竭虑，降低心理疾病的风险。出门散步这个小小的举动，就是一种独处，大大有益于心理健康。

独处的一部分就是迷失，不管是迷失在思想里，还是迷失在散步的林子里。如今我们过于依赖科技手段，比如谷歌地图，以防自己走错路，但越是依赖，越容易不主动思考。而迷失，虽然令人不适，却是经历的重要组成部分。迷失让人成长，让人发现，让人畏惧，却也充满奇遇。而这些，正是获得创意性突破所需要的东西。

人物故事：艾德·伍迪·艾伦

［又名爱舍伍德（Etherwood）］

英国音乐制作人、创作型歌手、DJ

"我想逼自己去工作室，但一点也提不起兴致，所以我觉得最好休息一下，做点别的找找灵感。"

"一年前我去芬兰待了 10 天，在中部一个叫不上名的地方，自己住在小木屋里，一个人，特别像在反省。专辑里的大部分歌曲就是在那段时间写出来的。"

芬兰一处荒野之地，伍迪一个人坐在桑拿房里，这是一个"木头桑拿房，里面有一个火炉，没有电，没有蒸汽"，伍迪彻底摆脱了伦敦忙碌的生活，不用辗转于工作室和俱乐部，以爱舍伍德为艺名进行创作表演。在这里，来自城市的一切压力和干扰都消失不见。坐了一会儿，他转身跳进桑拿房旁边的冰水里，"真的能清醒大脑"。然后就坐在海边的岩石上，等着看日落。"太神奇了，我从未看过此情此景……那一次，我看到星星倒映在海面上。一切都令人叹为观止，太疯狂了！"那一刻，我找到了灵感，脑海里仿佛响起了旋律。当然不是完整的曲调，只是一个想法。起身冲回木屋，奋笔疾书写下旋律，加了几个和弦，再加一个主节奏，合起来，《火光点亮天空》（*Fire Lit Sky*）这首歌就成形了。"天空的颜色不停变幻，我想用旋律捕捉它的变化，《火光点亮天空》恰恰记录了我那时的旅程，这段旋律对我来说意义重大。"

　　而且不止这一首，其实伍迪的第三张专辑《于寂静中》（*In Stillness*），几乎全部是在芬兰那个小木屋里，在完全孤立的情况下完成的。2016 年 10 月初，伍迪在脸书上发了一条动态就消失了："我要去芬兰，在距赫尔辛基·1小时路程的小岛上，找个度假小屋，住上两个礼拜，写写歌。除了我和偶尔可见的驼鹿，什么也没有。如果十月底还没有收到我的消息，记得我爱你们，认识你们我很开心。"他想要绝对的独处和宁静，所以选择彻底失联。"在那里的两个礼拜，我除了自言自语，几乎没跟任何人说过话。这种感觉很疯狂，只有梅花鹿、天鹅，不过我觉得它们最后肯定看烦我了……"

　　芬兰的桑拿文化世界闻名，伍迪非常喜欢。回忆自己创作专辑时，"很多歌是在桑拿房里写出来的。想想就觉得奇怪：赤裸着身体，坐在满是蒸汽的桑拿房里，创作歌曲……你会进入一个状态，让你彻底放松，头绪清晰。这些歌就是在这些时刻冒出来的。只有极度舒服放松的时候，旋律才开始酝酿。多数制作人的歌曲是在强烈感情下写出来的，比如愤怒或是深爱时，而我则是在思绪清晰时写的。"每个人迸发创意和灵感的触发点都不一样。最能触发你的点是什么？不管是强烈的感情，还是彻底的静谧，都要认真利用休息时间，创造更多空间。

在芬兰的荒野中写歌，一直都是伍迪的梦想："小时候我就一直想去芬兰，想做现在做的这些事：找个偏远地区，没有压力，不是为了出专辑而创作，而是自由自在地写出一堆歌。"关键是忘记压力。第二张专辑发行后，他有点煎熬，想继续写新歌，但始终没有灵感。"我找不到感觉，也不想随便敷衍。"他给了自己太多压力，在工作室耗费了不少时间，强迫自己写新歌，反而更写不出来。这场景似曾相识，对吗？最终他决定去芬兰旅行，下定决心用一种完全不同的方式。

他没有设定目标，也没有计划完成整张专辑。"我不想给自己太大压力，走之前没想过要写出多少歌，"他说，"那儿一个人也没有，完全与世隔离，这点很好，关掉手机，就坐着欣赏身边风景。"也正因如此，与世隔离，彻底放松，没有任何目的，徜徉在宽阔无垠的绝美风光中，而不是工作室的四面石墙，一心想创作的压力消失不见，灵感自己找上门来。"一切都那么自然而然，跟坐在钢琴前，消磨一天写各种副歌完全相反。"感谢这一次的休息，伍迪两周内完成了整张专辑，只剩下回伦敦完成歌曲的录制。两周写出 15 首歌非常了不得，伍迪之所以能完成，不是因为疯狂忙碌，也不是因为强迫自己专注，这两种方法他都尝试过，也都失败了，而是因为他的自我放松。这张专辑后来大获成功，听起来一点都不仓促。听着专辑，甚至能想象出自己坐在自己的度假小屋，看着天空变了颜色，星光映在海面上。

去芬兰的荒野之地，来一场创意之旅，不再是他儿时的梦想，最终成为现实。2015 年接受采访时，伍迪提到了自己的另一个梦想：

> 从小时候起，我就总想做一件事。我和朋友开着经典老式嬉皮士的大众露营车穿越欧洲。如果车后面能有一个工作室，我会觉得更酷……我的音乐很大部分来源于大自然，要是让我周一下

午三点半待在伦敦的公寓里，就很难酝酿出情绪。我宁愿打开车窗，拥抱大自然，让旅途的种种带给我灵感。有点像音频日志，听着旅途如何继续，感觉很酷。我当然知道现实更可能是在高速公路上爬硬路肩，听着同一盘磁带循环播放，皮革座椅上满是汗水，车里的饮料甚至都不够从布里克斯顿撑到坎伯威尔，悲催又孤独。但我们可以发挥想象，不是吗？

伍迪做到了。从芬兰回来不久，他全身心投入工作。尽管接受采访时的担心依然存在，他还是实现了自己儿时的梦想，让移动工作室成为现实。他把露营车改装成需要的样子，然后就开始漫游在欧洲西部的乡野村庄，追寻灵感、自由和宁静。这一趟成果颇丰，最新的迷你专辑《在正确的方向里迷失》（*Lost in the Right Direction*）由此诞生。他又一次把经历刻印在音乐里，听着音乐，就能感受到盛夏午后开着车自由自在、漫无目的地穿梭在法国的山川田野里。

或许每个人都应该允许自己在正确的方向里迷失，在大自然静谧的自然风光中找寻答案和平静。引用伍迪芬兰之旅后完成的专辑《于寂静中》同名主打歌的歌词："被寂静包围，找到真相，内心的宁静让我找到了年轻时找寻的答案。"找到你们年轻时寻找的答案！

练习

在独处中来一次创意的休养

抛开一切！如果感受不到创意流动，就停下来休息，去大自然中找一片独处之地，就像伍迪在芬兰的那种小木屋，来一场创意之旅，休息一下。不要抱着有所收获的期望，任由一切自然而然地发生，觉得有灵感了就动手创作。钱不是问题，因为在大自然中独处，哪怕是找了一间很不错的木屋，开销也远比城市少得多，更何况你没打算过得很奢侈。时间不用太久。多亏了这种方法，伍迪在两周内完成了整张专辑。一般来说，一天或者一个周末，足以让你找到灵感，有所突破，为后面几周加油打气。

互联的代价

　　如果独处是创造力和成长的有力途径，为什么我们好像丧失了欣赏独处、践行独处的能力？要找到答案，可能又要重提前文。除了游手好闲是种罪过，思想懒惰、白日做梦也是一种罪恶。再加上忙碌随处可见，独处和冥想就开始变得更难了。毕竟，人们只想看到我们有多忙，而独处时，他们看不到。

　　在今天这个高度连接的世界，我们不得不尽可能交际——"如果能把邮件抄送给全公司的人，大家就都知道我有多忙，多重要了！"——如此一来，独处成本很高。但最终，如果不花时间独处，我们就会耗费更多更宝贵的东西，比如获取伟大思想的能力、完成重大工作的能力。

　　科技及其带来的连接非常宝贵，但如果没有独处，就不能有效利用科技连接带来的各种资讯。尤其是社交媒体的出现，这种新技术直接证明了我们有多渴求社交和互联，对大脑而言它就像快餐。热量高、营养低的食物，暴饮暴食，都会导致肥胖不健康，而大量肤浅快节奏的社交联系，也会让人觉得沮丧，甚至孤独，而社交的初衷恰恰应该是减少孤独。

　　卡尔·纽波特在《数字极简主义》一书中提出，独处不是在空间上跟他人隔开，而是"主观意识远离他人思想的干扰"。按照这种说法，就算在空间上与人隔离，如果不断在通信设备上被他人干扰，也绝对不能体会独处。独处不仅越来越难做到，甚至相比以前，人们越来越觉得独处是不对的，因为"害怕错过"的心态不断放大了。以前独处没有现在这么难实现。

　　我们不仅不享受独处，追求独处，反而觉得独处很可耻，认为独处就是孤独，是隐居。哈里斯说："独处的确有禁忌。"在当今世界，如果没有及时回复消息，或者毫无理由拒绝邀请，朋友就会谴责我们。但正因为独处如此稀有，所以如果能够学会独处，自然大有裨益。

　　"二战"期间，德怀特·艾森豪威尔经常躲在自己的秘密别墅里，打高尔夫，玩桥牌，散步，看牛仔小说，坚决不讨论工作（也就是战争问题）。如果这位"二战"盟军最高统帅都觉得，断联独处的快乐远比断联可能导致的风险更重要，那对资深高管，甚至是公司最底层的普通员工而言，独处能坏到哪里去？

　　不是所有人都需要一样的独处，只是内向的人更容易从中获益。在《安静：内向性格的竞争力》一书中，苏珊·凯恩提出找到"恢复壁龛"，就是日常生活中零碎的独处时间。"恢复壁龛"不仅给自己独自沉思的时间，还能让社交神经重新恢复，在需要的时候大显身手。

格伦·古尔德，20世纪最有成就的古典钢琴家，他把成功归因于"自己天生有种直觉，每跟他人相处一小时，就要独处若干小时。若干小时究竟是几小时无从得知，可能是二，也可能是七或者八，也可能是七又八分之二，但可以肯定，比例一定足够"。问问自己理想的独处时间是多久，是否真的做到了。重点在于清楚自己的偏好，明白不尊重喜好的代价是什么。能够把自己想要的、需要的，跟社会希望你要的区分开来。凯恩写道："生活的秘诀在于，站在合适的光亮里，对有些人是百老汇的聚光灯，对另一些人则是书桌上的台灯。"

不管是谁，独处都应该是我们时不时追寻的东西。独处最简单的办法就是谦虚地拒绝。没有人比作家德里克·西弗斯更擅长说"不"了。

人物故事：德里克·西弗斯

美国企业家、作家

　　"没有人在意只会写小说的作家，而是希望企业家、程序员、音乐家能够合三为一。我不同意，我只是一个作家，不管是写代码，写音乐，还是写文件。"

　　"如果一件事不能让你觉得'天呀，太好了！'那就拒绝掉。"

　　这样的情形出现过多少次？别人问你：有没有空帮个忙，有没有空去郊游，有没有空加入某个他们觉得很不错的项目。虽然还没有彻底说服你答应，但这时说"好"比说"不"要容易得多，你也不想让对方失望。但真要做决定了，你越来越慌。最终你不情不愿（甚至有点草率）地答应了，跟一群甚至不怎么喜欢的人，一起加入一个不怎么感兴趣的项目。更糟糕的是，你来者不拒。各种举手之劳、社交聚会、团队项目让你无法静下心来。你没有属于自己的清静的独处时刻，能把时间投入工作上。你的社交神经一直紧绷着，筋疲力尽，没有时间冥思，创造力逐渐枯竭。

　　德里克·西弗斯是线上音乐分销平台 CD Baby 的创始人、前总裁，也是《想要的一切》一书的作者。他在书中坦承，自己很久以前也有过类似经历，后来完美解决了这个问题，把生活打造成独处的城堡。要做出决定或承诺时，他会问自己一个很简单的问题：我是不是很想做这件事？如果乐意程度都不到 8/10，那就拒绝。"当你拒绝了大多数事情，"西弗斯说，"就给生活争取了空间，能够彻底投入为数不多你会为之兴奋的事情中。每一件邀请你加入的事情，每一个请求你参与的项目，如果不能让你觉得'天呀，太好了！'就拒绝。大家都很忙，都有很多事情，唯一的出路是不要事事应允。"

　　西弗斯把这个方法发挥到极致，为自己营造了很多独处的时刻，继而能沉浸其中搞创作。"每天工作 12 小时让我开心，"他说，"我用'工作'这个词是因为好理解，其实这 12 小时是'我的专属时间'，用来做喜欢的事情：写作、学习、提升、创作。不管是制作音乐，维护网站，撰写图书，还是管理公司，都是创作。"西弗斯深知，要找到自己的独创性，最好独自完成。"我愿称之为个人追求。

跟他人一起让我心力交瘁，我不想妥协。这是我个人的追求，更像艺术，不是公事。内心的丰盈就是奖励。"在他人看来，西弗斯的休息方式还是在工作，但没什么不行。休息只是一种意向，不一定非要空出时间做别的事情或什么也不做，怎么休息完全由自己说了算。

　　学会拒绝之后，西弗斯能够埋头扎进自己喜欢的事情，追求更伟大的目标。"我已经为创作和学习扫清障碍，戒掉了多数普通人会做的事情，比如闲逛、追剧，用来追求更伟大的目标。你可以说我是'工作狂'，不过对我来说，这是乐趣，不是任务。这完全是我的事情，我只是做自己喜欢的事情。我找到了自己的乐趣，也愿意全力以赴。"经过许久的思索，他找到了自己的最佳状态，也确保自己能尽可能停留在最佳状态。

　　西弗斯完全接受了事实：他并不是真的外向性格。他当然可以与人共处，而且很多时候，他一直是专业音乐家，还当过十年的马戏团团长和主持人。但他也深知自己何时需要独处充电："每天社交只能持续2~3个小时，之后就会心力交瘁，只想自己待着。"他并不觉得内疚，而是把独处当成自己创作的根基。独处使他能够更深入、更专注，"我无法三心二意，一次只能专注一项任务，不是几个小时、几个月，甚至几年，而是彻底完成才停下。"除了独自工作，他每天还会花 3 个小时写日记："反省、幻想、策划。自己设问，自己寻找不同的答案。好像我就是这么学习的。"我们很多人 1 个月都花不了这么长时间反省学习。但是每天花点时间让思绪游走，哪怕只是几分钟，也足以帮你解决一点眼前的问题，让你更有大局观，找到新的连接。

对西弗斯而言，能够只专注一件事情是非常重要的。而且他对互联技术持怀疑态度："我不怎么使用手机软件，原因一样，我不想依赖软件提升效率。我一般不碰手机，只用来打电话或者定位，不收发邮件，不玩社交软件。大多数时候手机开着飞行模式，睡前 1 小时就会关机，第二天早上完成写作后，才会开机。我目前的创作和学习，借助现有方式就能完成，所以我不愿花时间探索新的方式。"西弗斯是用 Vim 文本编辑器写作的，在其他科技控眼里，Vim 可谓经典的上古神器，在依然借助技术的情况下，你不会受到太多干扰。

前几年，西弗斯找到了另一个理由避开联系。2012年，儿子出生，西弗斯决定停教休假 6 年，全职陪伴儿子。2017 年，他在书中写道："自从 5 年前儿子出生，我每周最少陪他 30 个小时，就我俩，全部注意力都给他。"他想培养儿子的长时间专注力。"不管他正在做什么，都是最重要的，所以鼓励他尽可能多做一会儿。我从不说'加油！努力！'没有人能像我们那样玩儿，大家都觉得无聊。当然跟他一起的时候，我也会走神想到自己的事情，但我会很快回神，重新专注当下。"西弗斯发现这样相处后，自己的休息准则有了极大改变："培养他长时间专注力的时候，我也在培养我的。进入他的世界后，我就会忘记我的，跟冥想一样。开阔他视野的同时，也开阔了我的。"

　　每个人都野心勃勃，什么都想做好。但有时必须明白：少即是多。"提高生活质量靠的不是加法，而是减法，"西弗斯指出，"世人迫使我们不断增加，是因为对他们有好处。但秘诀应该是专注减法。可惜加法思维根深蒂固，我们总是想着还需要什么，很难看到要摒弃什么。"有些时候，我们需要抛弃各种合作、过度交流，以及迫不得已的团队协作，多点时间按自己的节奏，用自己的方式，做自己的事情。

　　也要学会放弃太难的事情，扔掉压力。西弗斯发现，"神奇的是，其实很多事情能事半功倍又快又好地完成，很多时候我们没有付出全部努力，反而是那些莫须有的压力让我们觉得自己好像尽力了。"我们给自己施加的压力和紧张，只是让我们看起来很忙，对效率毫无帮助，还让人筋疲力尽。

不管抛弃什么，都先试试多说"不"，只关心让自己兴奋的事情，找回自己独处的时刻，深度思考，肆意创作。

练习

独自完成工作

很多职场人认为，要不断合作，不断交流，才能获得成功。但是西弗斯，还有其他很多人，都告诉我们事实并非如此。要拒绝合作中的无意义忙碌，花时间切实做自己的事情。像西弗斯那样，试着只过"作家"的生活。让独处成为一种工具，去做日程上计划好的事情，礼貌婉拒不相干的事情，让自己的创造力和效率更高，让工作更有深度，质量更好。

合作里的孤独

很多人提到独处，脑海立马浮现的是孤独寂寞、拒绝友情、不合群。这简直是无稽之谈。"独处的近义词不是不需要陪伴，"哈里斯说，"独处的近义词是独自。"如果不会独处，不管怎样藏匿在电子设备和社交圈里，依然会觉得孤独。从不掉线的线上伙伴，成千上万的"好友"或粉丝，无法填补内心的空白。没有真诚深厚的交流，只会放大孤独。摆脱孤独感的最好方法是独处。如哈里斯所说，重新学习"是一种特定的修行，一种魔法，能把孤独变成独处，把空虚的日子变成空白的画布"。

独处也不需要反社会，相反，独处能改变我们的社会意识，让我们变得更通情达理。很多书里讨论的独处，正是如此。弗吉尼亚·伍尔芙在给埃塞尔·史密斯的信中写道："阅读能够消除自我。"沉浸在脑海中的独立世界时，我们也变成故事中的人物，体验着别人的经历，学会从他们的角度看待世界。经过这种独处练习，我们学会了如何与人打交道，如何培养同理心。

远离人群才能更多反省自己跟他人的互动，对他人心存感激。迈克尔·哈里斯指出，艾里克·克里南伯格在他的著作《单身社会》中提到"如果能够自娱自乐，社会关系自然也很强"。试想一下：和知心朋友分离很久后，突然重聚，你深深地感受到，一切都没有改变，反而更感激彼此。即使是恋人，也只有在独处时，才能真正感受到对彼此的渴望。偶尔小别一下，能让我们处理自己和对方的复杂感受。

　　通常在各种关系中，爱情也好，其他也罢，我们的沟通频繁又肤浅，所以就出现了灰色地带，既谈不上独处，也算不上真挚的交流。我们要更重视真挚的交流，而不只是单纯的联系，兼得鱼和熊掌。

　　商业领袖也要牢记这一点。如果过于鼓励，或者更严重一点，太过要求团队合作，不仅会让大家陷入无意义的讨论和信息分享中，危害团队的创作潜能，还会削弱团队成员之间的关系。迫不得已的合作会滋生团队内部的怨恨，弱化每个人的独特贡献。即使在团队内部，也要善用独处，让每个队员形成自己的想法和结论，再集体商定，这才是成功的关键。

　　这本书本身就是合作分工的结果。弗朗茨·卡夫卡坚信"写作完全是孤立的，犹如一个人坠入冰冷的深渊"。马克斯·弗伦泽尔和约翰·菲奇没有像卡夫卡说的那样夸张，但他们依然是各写各的，然后合在一起，变成无懈可击的整体。他们的方法就是合作与联系相结合：两人相距甚远，约翰在得克萨斯，而马克斯在日本。他们会借助科技互相沟通，但只是在有需要的时候沟通。[①] 在独处和合作之间找到完美平衡，科技能够推动很多事情。

所以，要激发你的创造力，改善和身边人的关系，不妨试试在自己的世界里遨游一番，不管是独自去拥抱大自然，还是晚上关掉网络独自在家，花点时间独处。我们相信，一开始会觉得不舒服，但最终独处会让你体会到幸福。

---

① 除了团队合作中可以有效利用独处，这本书也赞同在互联时代远程协作的作用和可能性。直至发行这本书，约翰和马克斯都没有在现实生活中见一面，他们的合作和友情，至今都只是线上的。虽然用这种方法工作也不错，但还是希望未来能够有所改变。

休息一下。

何不放下这本书，去……

沉浸在自己一个人的活动中，比如写写日记，或者去户外散个步。

反省

如果你追过名厨戈登·拉姆齐或安东尼·波登的电视秀，或者读过他们的书，就会知道烹饪行业的工作现状有多疯狂：15小时两倒班，每周工作80小时，这都是正常操作。拉姆齐曾经说："如果让我休息，让我离开煤气炉，我会死。"心理和身体都不健康是标配，几乎没几个名厨是寿命长的，而且药物上瘾更是常见。

不过这几年，人们对烹饪行业工作时长的看法有所改变。丹麦的 Noma 餐厅，一直都是公认的世界顶级餐厅，2018 年重新开业后，营业时间调整为一周四天。同样地，墨尔本 Attica 餐厅的主厨舒尔瑞也改成了一周四天工作制。他们都不得不涨价，但同时也看到，此举会带来更高品质的菜品，而顾客也很乐意买单（而且这种餐厅通常提前几个月就会被预订）。

虽然许多餐厅缩减了服务时间，但斯堪的纳维亚半岛的一家顶级餐厅采用的方法略有不同。瑞典的 Fäviken 餐厅，在主厨马格努斯·尼尔森的带领下，决定不缩减营业时间，而是增加员工数量，从 12 人到 37 人，翻了两倍。

这样每个员工从每周工作 80 余小时减少到每周平均工作
40~45 小时，最多不超过 50 小时。每位员工每年还能获得
长达五周的假期，其中三周必须连休，确保员工切实得到
休息调整。尼尔森希望员工转变思维："重点不是压缩工
作时间，重点是知道休息的重要性，能自由选择时间休息。"

　　这些决策都非易事，经济层面和公司层面都面临压力。
但几经深思，尼尔森和团队意识到，这是保持与时俱进的
唯一方法，而且他们做到了。Fäviken 餐厅原本每晚只能容
纳 24 桌，为了弥补额外成本，每顿饭平均从 175 欧元涨到
了 300 欧元。但由于品质提升，每晚菜品的创意令人咂舌，
客人们反而涨价也乐意。

　　很多餐厅被迫延长休息时间，有些甚至因为工时超
过法律规定而被政府部门追责，但尼尔森和他的团队主
动做出改变。他们发现，那五年不管是自己，还是团队
其他人都快累死了，没有人想要管理餐厅，至少不愿按
当时的模式来。后退一步，看着厨房每天忙成一片，他
们明白就算有风险，也要有所改变，否则餐厅早晚关门
大吉。尼尔森说："如果只是因为前人建立了一套不合
理的体制，我们就被迫离开自己喜爱又擅长的事业，很
难甘心。"这种觉悟不只适用于烹饪业。这个社会和文

化里有很多体制，都是很久以前由一小部分人制定的，而我们现在只会墨守成规，从不质疑是否适应当今社会。很多时候，我们只顾着在体制内转圈圈，甚至都没有发现它们的存在。是该停下来，花点时间反省一下了：你的行业或者群体内，人人赖以生存、奉为信条的制度是什么？有些内容是否已经不再适用？

对尼尔森及其团队而言，向行业现状发起挑战，带来了深远影响。"我有更多时间陪家人了，"他说，"我觉得更幸福，反过来，工作也更快乐。去餐厅的时候，不再是不得不去，而是十分想去。太美妙了！"所有的技术工人和脑力劳动者，将来可能成为创意工作者，转变心态后，都能受益匪浅。

不过，即使再好的事情也会结束。没关系。承认哪怕最好的任务和经历都无法永存，在它们消失前尽情享受，消失之后学会放手，也是休息的重要部分。2019年，Fäviken大获成功的第11年，尼尔森决定关掉餐厅。"经营像Fäviken这样的地方，"尼尔森接受《洛杉矶时报》采访时说，"每天醒来首先要觉得兴奋。一天早上我醒来，生平第一次提不起兴致去上班。"那一刻他明白必须关掉餐厅了，否则就会变成一场虚无。

10 多年来，尼尔森和手下把全部热情倾注在餐厅里。他们都知道，不能全情投入地继续下去，对所有人都会造成伤害。"方法是有的，关店并非明智之举，"尼尔森说，"但是人们管理 Fäviken 这样的餐厅是为了什么？因为喜欢，纯粹是因为热情。"一旦热情褪去，结束就是最好的决定。"我一直都知道 Fäviken 不会永远存在，"尼尔森承认，"虽然这并非绝对真理，但很多餐厅、很多企业，甚至所有事物都不会永远存在。"明白这个道理，有勇气继续走下去，对很多人有益无害。要有自知之明，要沉着勇敢，要完全明白自己的目标，要知道孰轻孰重，要了解自己。这些，都可以在休息反省时找到答案。

安静沉思方能找到有效行动

工作的时候，所有人都很努力（好吧，大多数人如此），但如果不能从中抽离休息，就无法看到全局。所以很有必要退后一步，审视自己的工作：是否奏效？我做的事情有价值吗？我漏掉了什么？要如实回答这些问题，确保自己没有偏离正确的轨道，就必须停下来反省一下。

知名商业顾问彼得·德鲁克说："有效的行动之后，要静下来反省，静思会带来更有效的行动。"就像准备环节和酝酿环节，工作与休息交替进行，我们需要找到完美平衡。格雷戈·麦吉沃恩在《精要主义》中警告我们："如果不会提出战略性问题，我们跟别人的日程表并无不同，只能去收发邮件，一无是处，公司一点风吹草动都会影响到我们。"他建议我们定期反省自己，"每几个月花几小时思考更大的宏景蓝图：'如果接下来 3 个月只完成 3 件事，应该是什么？''5 年后的我会是怎样的？'"这本书中列举了很多人，因为经常反省，所以取得了不小的成就，也许听听专家的话更有帮助。

托尼·斯塔布尔宾既是生产力专家，也是线上培训平台 Coach.me 的总裁。他建议利用所谓"间隙日志"的方法，把反省当成日常小习惯。他提出，"每天找时间，每次从一个任务过渡到另一个时，一定要记录下来，哪怕只是几句话。写一下做了什么，再写一下准备做什么"。这种方法很有用，除了帮你每天反省一下，还能让大脑做好任务切换的准备。在纸上记录想法，大脑更容易从之前的任务中抽身而出，然后全情投入下一任务。此外，这样能争取一点时间，做好准备。用斯塔布尔宾的话来说，间隙日志能"消灭拖延症，从大脑清空旧任务，为新任务制订最优计划"。

我们都知道，比起停下来反省，直接在工作和忙碌中推进任务更容易。我们总是想得太多，担心只想不做会停滞不前。坚持练习反省，等到拿着笔记本开始静思时，上面那些思想负担就会越来越少。

很多作者，包括我们在内，一定会群策群力，指导你如何付诸行动。被动接收书中的建议很容易，读完也许会自我感觉良好，但在生活里真正用到实处却很难。为了避免这种情况，这一章，我们希望教会你如何训练反省能力。

不管是新手，还是反省专家，我们都希望带你体验更多反省艺术。接下来会介绍几位人物的故事，每讲完一个就会给些提示，让你开始着手练习，或者再次提升反省能力，助你找到行之有效的方法。

记录想法能让你清空大脑，对反省不再望而却步。所以拿出一个笔记本，随意在本上写下你的回答。我们不介意。

人物故事：马可·奥勒留及斯多葛哲学学派

古罗马帝国皇帝、哲学家（121 年 4 月 26 日—180 年 3 月 17 日）

> "最清静、不受纷扰的静修之所莫过于他的内心。"

> "如果不关心别人说什么、做什么、想什么，一个人会节省很多时间。"

"想耳根清静，就少做点。或者准确地说，只做该做的。做得少点更好，因为很多说的话、做的事，都非必要。如果能少一些，就能多清静一点。时时问自己'有必要吗？'"马奇·奥勒留把这些话写到个人日记里，后来就成了闻名于世的《沉思录》一书。马可·奥勒留是古罗马帝国的皇帝，自然也是世上最有权势的人。你还有什么借口说自己忙？

马可·奥勒留不仅是古罗马帝国皇帝，五贤帝之一，还是斯多葛哲学学派的杰出代表。斯多葛派是公元前 3 世纪芝诺创立的学派，奥勒留是最后一位杰出贡献者。不过，他的很多教义不是为了教而教，更像是他个人的冥思随想，是独处时随笔写下的，只是为了记录自己的想法。这 12 本日记构成了今天众所周知的《沉思录》，这是奥勒留梳理的个人想法，是他对身边世界的了解。也正因此，他才能努力变成更好的人、更伟大的领袖。他实现了理想，但他的笔记更受关注。如今，他的个人反省已经成为斯多葛哲学最宝贵、最容易理解的部分。

斯多葛哲学的核心要义是顺从：如果事情不受控制，就不必理会。接受事实，继续前行。接受不是放弃，而是只关心能改变的事情，不要被毫无用处的愤怒或恐惧干扰，不要试图改变不能改变的东西。

不管遇到什么逆境，惹人烦的同事也好，失去挚爱也罢，一般的反应就是愤怒、恐惧、怀疑、悲伤、困惑、无助等，因自己的不幸遭遇怨天尤人。但真正让我们痛苦的，阻碍我们前行的，只有自己对问题的看法和态度。这是斯多葛哲学最主要的一个发现。另一位杰出的斯多葛学派哲学家爱比克泰德说："能控制的不是事物，而是我们对事物的态度。没有什么天生就是灾难，只有害怕死亡，才会觉得死亡可怕。"与其让磨难及痛苦难住自己，不如把它当作成长的机会和前进的动力。我们需要的，只是正确的态度、正确的个人哲学。要培养正确的个人哲学，最好的方法就是安静地反省，让思想浸入内心。

面对困境，第一步就是训练自己不要太主观、太应激，保持沉着冷静。斯多葛学派的人总被误认为没有感情。多愁善感是好的，是人之所以成为人的原因，但反应过于情绪化就会有问题。面对问题，我们应该学会冷静客观地分析，而不是盲目回应。留意自己的情绪，不要让情绪影响我们的判断。目的是控制情绪，驯化情绪，而不是没有情绪。

遇到困难要保持镇定，回归当下，不要任由大脑设想各种可能或不可能的未来场景，关注可控的内容。只有这样，才能不被干扰，看清楚事件真相，很多时候真相并没有我们想的那样恐怖。人们总是忘记，观察与感知是不同的，它们一个是客观的，是外在；一个是主观的，是内在。我们的目的不是消除差异，而是让知觉更客观一些。像奥勒留常做的那样，花时间写日记是最有效的手段。把想法从脑海中移出来，写在纸上，这样能够像旁观者一样看清楚，能更好地制定决策，成为他人眼中更高效、更公平、更冷静的领导者。

这一切同样适用于休息。"良善之人，"斯多葛哲学家塞尼卡说，"会用自己的颜色为事件着色，按自己的利益看待问题。"依照正确的思维模式，不只是做喜欢的事才算休息，任何事情都可以。正如奥勒留所说："选择不被伤害，就不会感觉到伤害。不去感觉伤害，就不曾受到伤害。"选择不忙碌，就不会感觉到忙碌，不去感觉忙碌，就不会忙碌。

这个想法，还有斯多葛学派诸多其他理念，都很适合回答下面的问题——反思可以先从回答这些问题开始：有多少压力是真的压力？没时间休息是真的没时间吗？又有多少是因为担心没时间休息，又或者因为别人占用你的时间自己施加给自己的压力？困境背后蕴藏的是机会，是宝贵的经验。要诀在于：直面困难，快速翻转，把消极面变成积极面。这涉及我们面对逆境的心态。越是觉得有问题，就越是有问题，因为是我们放大了问题。解决方法也很简单，就像奥勒留说的："黄瓜苦？那就扔掉。路上满是荆棘？那就绕路。牢记这些就够了。"不要困在自己的反应里，也不要陷入由此产生的压力和忙碌中。保持冷静，学会反思，判断情况，审视自己的反应，只采取必要行动，然后继续前进，享受宁静带来的放松。

斯多葛学派独创了一个术语"内部城堡"，指的是内心深处的堡垒，没有外界事物能够干扰。伟人之所以不同于常人，正是因为这一特质。关键是，这一特质并非与生俱来，没人生来就拥有内部城堡。我们需要不断内省，才能铸就城堡；要不断反思能控制什么，才能夯实强化。这个特质是可以习得的。建造自己的内部城堡，找到宁静和轻松，就是一种休息准则。学会屏蔽外部世界的干扰和忙碌，生活就会大有改变。瑞安·霍利迪把古代斯多葛哲学变成现代主流，他说："做一件事的方式等于做所有事的方式。"你的工作方式反映了你的休息方式，反之亦然。

练习

关注可控因素，找到宁静

试着打造自己的内部城堡，即使是最糟糕的情况，也能让自己平静放松。下次沮丧的时候，反思哪些因素在你掌控之内，哪些超出你的控制范围。不要浪费时间担心不可控的因素，把行动和精力放在可控的事物上，可以拥有更多宁静放松的时刻。正如奥勒留所说："做得越少，反而越好。"但要知道坚持什么，怎么做更好，需要停下来反思。

反思

· 如果今天弄丢了所有的物质财富，你依然感激的事情是什么？

· 你会如何重造你的生活？

· 机遇会伪装成什么？

人物故事：塞思·戈丁

美国作家、在线教育先驱

"项目，一个有意思的词，30 年前就开始用了，直到今天，它的意义才真正完整。30 年前，我们还在改良工厂；30 年前，一切不过是生产线上的一环。而今天，我们已经都活在项目中了。几乎所有人都在做项目，然而我们很少思考：应该做什么项目？"

　　塞思·戈丁是位多产的作家，作品在市面上随处可见。他出版了几十本畅销书，被翻译成 35 种译本。10 多年来，他每天都在博客上发表一篇新文章。不过更让人印象深刻的，恐怕是他每天晚上都和家人一起做饭。不止你一个人觉得，戈丁是整个宇宙最高效的人。细数他获得的各种成就，再看看他像超人一样的工作效率，很难不好奇："他是怎么做到的？"

　　问得好！戈丁跟我们一样，一天也是 24 小时，他是怎么做到成为畅销书作家，每天发表新文章，设计开发全新在线学习平台，又能坚持自己的爱好，比如做手工巧克力，还能每晚怡然自得地跟家人一起做饭？答案很简单：他拒绝时不假思索，而应允时则深思熟虑。

　　他在文章中提醒说："少做点，你不可能什么都要。工作上也一样，不可能什么都管，我们曾经试过，但没有用。但我们发现错过一个项目，收益不减反增，而且生活还会大幅改善。"对戈丁而言，经常反思，加上深思熟虑后的"不用了，谢谢"，是创作出有意义、高质量，甚至是变革性内容的关键。这种内容也是读者渴求的。他知道，有些人几乎不会拒绝，所以精力耗尽，只能做一些肤浅的工作，或者错过截止日期（用他的话叫没能"上市"），或者自己筋疲力尽，什么也没做到。少接手一些项目，就会在专注的事务上收获颇丰。如果来者不拒，就只会陷入人人皆知的枯燥工作：累得筋疲力尽，却没有拿得出手的成果。更惨的是，因为不会拒绝，最终机遇来临时，不得不放弃机会。被各种平庸小事包围，根本看不到身边的机遇。

　　插图作者玛利亚，就曾因为不会拒绝，而让自己陷入压力中。她不愿对工作，或者说对金钱说"不"，她想要继续丰富自己的成果，拥有更多客户。她总觉得工作和机遇越多就会越快乐，毕竟不是所有插画家都有这种机会。忙碌是成功的表现，不是吗？但内心深处，玛利亚觉得不太对。收入稳定和赞辞褒奖没有按预期带给她快乐，反而让她压力很大。很快，玛利亚发现自己工作太忙，每天都是凌晨从工作室出来，搭最后一班列车回家。"我心里知道这不对，我知道忙碌不是好事，我知道我应该拒绝，但我困在'这是对的'的僵局中，无法脱身，"她说，"虽然人们跟我说学会拒绝会好一些，说我已经有这么多工作，要学会说'我理解，但是……'。我也知道自己说这些话的时候有多蠢。"好在最终，她停了下来，静静地坐着反思自己这一年，终于想清楚，也找到勇气采取行动。

　　玛利亚发现她没有时间为自己而画。更严重的是，画画对她已经不再是一种享受，这让她感到害怕，因为画画曾是她生活的必需品。她还意识到，自己作品的质量变差了。真诚地反思过后，她找到了问题，也决定缩减工作量。自己的时间和幸福、创作的品质和乐趣，比积累客户重要多了。像戈丁一样，玛利亚开始拒绝一些项目。她的反思让她"慢慢跨出困住自己的地方"。虽然她拒绝工作时依然很挣扎，但她为自己制定了八分饱准则（之前是满满十分），这样一来，如果遇上自己很喜欢的项目，她也能够接手。

　　学会说"不"并不容易，但别放弃。《精要主义》一书的作者、领导顾问格雷戈·麦吉沃恩写道："接受事实，拒绝通常需要牺牲名气，来换取尊重。"这门生意值得做。想得到休息，最有效的方法就是会拒绝，拒绝能带来很多好处，所以学会拒绝应该是每个人休息准则的核心构成。

　　接受蒂姆·费里斯采访时，戈丁批判了忙碌文化。他说："我们都清楚忙碌是陷阱，忙碌是假的。"他还力劝读者们不要"瞎忙活"。假如你听从了赛思的建议，就像玛利亚一样，认真审视客户名单，找到对你最重要的东西。拒绝掉"让你疲惫"的人，会发生什么？比如付款太慢的客户，需要的时候却见不着影的人，对你的大胆创意不感兴趣还泼冷水的人。如果把这些人清掉，工作是否有进步？

拒绝当然不容易，但一旦迈出艰难的第一步，就会发现自己的工作质量更好，而且大多数时间是在做自己喜欢的事。下次再遇到项目机会，一定要三思而后行。

练习

写出自己的"更多／更少"清单，找到合适的项目

　　拿出一张纸，中间画一条线。思考自己的长处，想想对自己而言什么更重要。一半纸写你还想要什么，可以是像戈丁一样的陪家人做饭，多点聚餐，或者是像玛利亚那样的让你兴奋的项目。另一半纸写下自己准备拒绝的事情，比如深夜回复邮件，应对让人沮丧的客户。新项目出现时，就在清单上写下来，再判断机遇在哪里。如果符合你的"少做"清单，那就拒绝。

反思

·占据你大量时间、精力、注意力的是哪个人？哪件事？

·在喜欢的事情上，有没有花够该花的时间？你是如何重新分配，重新投资资源的？

人物故事：近藤麻理惠

日本整理大师、作家

"经常问问自己：现在所做的事情是否让我怦然心动？经常思考这个问题，就会越来越清楚怎样过上快乐的生活。"

物理世界总跟我们作对。热力学第二定律指出：宇宙是熵增的宇宙，是从有序到无序的过程。换言之，事情会随着时间越堆积越乱。我们无法对抗全部，只能把身边的混沌重新整理有序，不过需要时间和精力。如果我们又忙又累，肯定不想再花时间和精力，但是清理无用之物是值得的，因为这能让我们找回时间和精力（我们并不是说可以打破热力学定律，建立一台清理工作的永动机）。

近藤麻理惠是杂物的天敌，著有畅销书《怦然心动的人生整理魔法》，主持 Netflix 真人秀节目《近藤麻理惠的整理秘诀》。她的整理过程围绕一个简单的问题：是否让你怦然心动？她的"KonMari"法已经注册成商标，KonMari 就是要下定决心收拾整理。然后，她让我们想象自己的理想生活。理想生活是怎样的？轻重缓急是什么？我们的价值是什么？一旦思考过这些问题，就可以用来指导我们清理东西。按照类别（衣物、厨具、图书），一件件翻看，看有没有让自己怦然心动，帮自己过上理想生活的东西。如果答案不是肯定的，那就扔掉。花时间挨个儿端详，感谢它曾经出的力，然后残忍一点，不要因为"只是因为"而执着于它。

虽然近藤教的是如何清理家里物品，但我们觉得可以借来处理自己的日程，这样就能有更多休息时间。方法并无本质不同：先反思自省，问问自己哪些是习惯性日程，对创造力和快乐毫无帮助的日程。然后残忍一点，砍掉不必要的日程，摒弃当下的安排，下定决心把这些事务踢出日程。近藤建议按照物体分类整理房间，清理日程的时候也可以按照时间分类，比如"工作""家庭""社交"。了解哪些事情是浪费时间，对创意追求毫无帮助，关键在于什么对你更重要，以及为什么对你重要。如果运用得当，一样能助你找到日程空当。如果能坚持下去，你的时间就会充满各种让你怦然心动的事情。

　　当然，判断轻重缓急不应是一劳永逸的，一切事物都在变化发展，所以要保持自我认知与时俱进，抓住关键。不要太刻板，要定期进行反省。近藤自己会这样练习："新年伊始或生日时，我都会重新思考重点，但并非不可变更。我会和丈夫讨论现状，然后问问自己'我们需要做多少工作？陪伴家庭的时间有多少？'现在，我的精力在工作上，正在启动新项目，这就是我的现状，所以我会努力完成项目。不过最近，我把精力都放在了家庭上。"

　　近藤明白，定期反思本身就极其宝贵。"需要理清思路时，"她解释道，"我就拿一张白纸，写下脑海中的所有想法，找出让我纠结的感受，担心忧虑的原因，判断哪些可控，哪些不可控……找到无法控制的因素，能让我冷静。"她还有一个好方法让自己冷静："感觉自己筋疲力尽，需要放松的时候，我就抛开一切去擦地，让双手忙碌，能帮我找到平静。"

　　让双手忙起来，实实在在地做点事，不要对着手机屏幕，这也是非常有效的休息方式。不用做什么大事，哪怕只是一点小小的仪式，也能让自己暂停，在忙碌中找到平静，感受当下。约翰·菲奇会关上电脑，用喜欢的笔在本子上胡写乱画，写写诗句。马克斯·弗伦泽尔喜欢做咖啡：闻咖啡豆的香气，称重磨碎，弄湿滤纸，倒上咖啡粉末，加一点点热水，用力搅拌让香气溢出，然后把剩下的水慢慢地绕圆倒进去，看着水滴像魔法一样，变成芳香四溢的醇黑咖啡。近藤喜欢喝茶，"我每天要喝很多杯茶，喝茶就是我的休息时刻。每次做完事情或者觉得累了，就会起身喝杯茶。"这些小小的仪式可能只需要十分钟，却能让你精神焕发，休息大脑，获得新的能量（也可能是咖啡因），然后迎接下一项让你怦然心动的事情。试试培养这些小仪式，每次觉得需要清空大脑重整旗鼓的时候，就利用起来。

练习

利用 KonMari 法清理日程，找到休息时间

每个人的日程上都有惯例工作，如果不找出来，它们就会一直待在那里，占满日程，没有休息时间。找到日程中所有重复工作的详细列表，按照类别整理，比如"工作""家庭""社交"。然后一件件地问自己，这些事情是否让你"怦然心动"，是否让你更接近理想的高品质生活、创新状态或成功定义。如果不能，就要狠心从日程中剔除。

反思

· 过去三个月的生活是否让你自豪？

· 为什么没有拒绝不能让你快乐，或者过上理想生活的事情？

人物故事：圣托马斯·阿奎那

意大利天主教牧师、哲学家（1225年—1274年3月7日）

> "美德的本质在于美好，而不在于困难……
> 并不是越难的东西越值得赞扬。"
>
> "人类社会要想更完美，就必须有人奉献生
> 命去沉思。"

几千年来，知识、信仰一直都和欧洲基督教密不可分。托马斯·阿奎那出生于13世纪初期，那时候，多数基督教徒以为，不信教者会缺乏信仰，容易品行不正，也无法做出合理的决定。不过，后人或无意，或有意，早已摒弃了古人的智慧，而阿奎那立志改变这一情况。

阿奎那出生于意大利名门望族，毕业于新成立的那不勒斯大学——也是世界上第一所非宗教大学。大学期间，他接触到古希腊文献，深受古希腊思想触动。虽然有很强的宗教信仰，也立志成为天主教牧师，但他依然看到了古希腊思想的真理和巨大价值。这些思想和见解都是非天主教思想家和哲学家撰写的，却启发阿奎那为西方哲学和现

代思想做了巨大贡献。在其未完成的巨著——综合神学入门读本《神学大全》中，他多次提到，跟同代人相比，他认为理性是上帝赐予人类最好的礼物，不管是不是基督教徒，所有人都应合理利用这个天赋，做正确的事。人生学校（The School of Life）官网上有一篇文章写道：阿奎那"让所有人都拥有了智慧，让基督教思想接受不同人的见解，无论年龄，不限地域。多亏了阿奎那，现代世界才坚信伟大的想法无关信仰，无关背景"。

阿奎那发现，亚里士多德的思想尤具启发性。和亚里士多德一样，他自己思想的核心概念也是幸福。因为深深崇尚幸福快乐，阿奎那认为爱是最根本的人类情感。是爱，对人或物的某些爱，驱使我们走下去。爱得到满足时，会产生快乐和其他积极情绪，而得不到满足时，则会导致各种消极情绪，比如贪婪、沮丧。在阿奎那看来，如果真爱某件事物，不仅会看到它的使用价值，比如满足人的享乐感或其他实用性功能，也能让人爱上事物本身。

然而，当今这个世俗社会，他的话其实是说要找到真正喜爱的东西，找到真正的动力，然后努力满足。或许很多时候，我们追求错了目标，陷入瞎忙活的痛苦中，因为停下来反思自己的真爱（不管是某个人、某个群体、某项活动、某种职业，甚至是某个地方），要难得多。我们必须弄明白自己真正喜爱的东西（不是让自己痛苦地妄想），然后努力满足自己的渴望。看看现在手中的工作：背后真正的动力是什么？你们的关系如何？是因为真爱，还是仅仅在随大流？

约瑟夫·皮珀，前文提到过的现代宗教学家，就是深受阿奎那影响的代表人物。皮珀在《休闲：文化的基础》一书中，经常引用阿奎那的思想。他还提出"会休闲是人类的基本能力"。只要把功利目标跟休闲联系起来，比如为了工作更多而振奋精神，就会错过休闲最根本的好处和乐趣。关注外在目标，就会忽视内心的平静。

阿奎那和皮珀都希望我们聆听真正的快乐，培养快乐，通过休息歌颂快乐，把快乐当作指明灯。是什么样的快乐，无论是大是小，像灯塔一样激发了你生活中的动力、创造力和幸福感？你是否用心注意到？

练习

挖掘让你行动起来的爱与激情

促使你行动的根本原因，是激情和渴求还是什么？根据阿奎那的说法，人最大的动力就是把时间和精力花在自己所爱的人和事上。你是否就是这样？还是三心二意地做自己并不关心的事？一旦找到自己真正喜爱的东西，你就能尽可能舍弃一些事情，把时间花在所爱之事上，从而找到你的快乐、激情、创造力。

反思

· 每天的日常工作中，哪些让你觉得无聊？

· 如果无法避免或者舍弃这些无聊之事，你会如何用更快乐的方式应对，为生活增加一丝乐趣？

　　希望这些伟人的经历和反思方式，能够让你有所思考。
执行任务时，有必要休息一下，进行反思，从而帮助我们
重置思想，找到阻碍自己高效休息的东西，没有压力地取
得成功。

　　反思是很正式的事情，应该被认真对待。毕竟，时不
时坦诚回顾自己的生活是很有必要的。不过，一切事物都
应该找到合理平衡。认真反思过后，也需要让心态轻松，
要把严肃的反思和轻松的玩乐融合起来。

玩乐

周边方圆 20 英里，你觉得最伟大的发明会出现在哪里？

我们在饭桌上最喜欢问这个问题，虽然因为吃饭的地点不同、人不一样，答案各不相同，但有些回答会反复听到："大学""本地的企业加速孵化基地""我公司的创新实验室"。不可否认，这些地方的确出现了很多优秀且有创意的成果，但即使是在思想最前沿的学校，发明也会受到资金、官僚气息、想象力等因素影响。但是有一个地方，对发明创新没有任何约束，甚至常常改变或超出自然法则。

这个离你最近的地方就是游乐场。对，那里有各种（供儿童攀爬游戏的）猴架，到处是孩子的尖叫声，随处可见奇思妙想，一切皆有可能的心态也很常见。还记得冒险游戏的那种自由、创新、快乐和无限可能吗？很多人忘记了在游戏中比赛、欢呼是什么感受，不过现在重新认识到它的重要性也不晚。在游乐场上，我们可以得到大智慧。

游乐场心态

在得克萨斯州奥斯汀，约翰·菲奇正在家附近散步。在去喜欢的那家咖啡店的路上，他突然听到一声"嗨，先生！"左边的铁栅栏那边有人在喊他。

"嗨，先生，"又喊了一声，"有个问题！"环视了一下，约翰忍不住笑了，他看到四个小人儿仰头看着他，7岁左右，正在学校操场上休息。他脸上绽放出笑容，心想："真好。"他想起自己小时候问的问题，只希望他们问的跟放屁无关。

一个小男孩儿走近栅栏："如果我们为全世界造一个恒温器，你觉得怎么样？"约翰心里笑了，但他想知道这些小鬼是怎么想的，就问道："为什么？你想把学校变成研究这个恒温器的实验室吗？"但他们的理由挺有道理——他们想要让得克萨斯的夏天没那么热，这样就可以种牛油果，还能一年四季看到春天才有的动物，而不是只有三四月份。约翰正准备继续问下去，老师过来打断了他们。休息时间结束，他们必须"回去学习"。

后来喝咖啡的时候，约翰一直想着这些孩子。他们的世界恒温器可能不会成真（又是因为该死的热力学原理），但他们的构想让他想到了气候保护技术这个更伟大的宏图。这种热情、好奇心、玩乐之间的联系，很多专家早已忘记，却也正是孩子们奇思妙想的来源。

在约翰的培训生涯中，为了让团队玩起来，他让大家忘记自己是成年人。他创办"孩童思维"工作坊的主意，也是像那几个孩子一样，在嬉笑玩乐中想到的。他让参与培训的人开心地玩耍，就像那几个孩子一样，纯粹因为乐趣而练习创造，不是为了名利、成果或政治原因。在这种玩乐状态下，参与者能够专注眼前的活动，为创意和想法打造畅通无阻的渠道，打开"一切皆有可能"的思维。

每次工作坊培训结束，参与者都能在七岁小孩的思维方式中，在玩乐中想到新的商业创意或设计。有工程师开始着手建造巨大的生态馆，陈列室外自然物种。主厨设计出户外冒险体验的餐厅菜单。工作坊把满是严肃成年人的"小破屋"，变成他们的潜能乐园。创新和玩乐之间的联系不言而喻。

看到约翰"孩童思维"工作坊大获成功后，我们开始思考游乐场氛围，思考小孩子是怎样轻而易举地把各种地方变成游乐场。只要几分钟，机场航站楼、候诊室、餐厅，都能变成他们的实验室、挖掘现场、空间站。游乐场是玩耍的地方，玩耍正是想象力和探索力所需要的，而任何地方都可以变成游乐场，不需要非得有攀登架。身为大人，我们是否能够把所处的环境变成游乐场，并从中受益？

　　到处是恪守成人思维的时间和空间，但是太多工作需要无限创意。如果每个人在会议室（虚拟的也好，实体的也罢）都能发挥孩童思维，进行创意工作，就会更好地探索、修改，进行头脑风暴，不用害怕看起来幼稚。要想发挥最大创意，就要打开自己的游戏心态。发自内心地玩乐，可以让我们忘记每天的烦恼——过去的、未来的，完全沉浸在当下。

人物故事：艾伦·瓦兹

英裔美国哲学家

（1915 年 1 月 6 日—1973 年 11 月 16 日）

> "'时机'这种东西的确存在，时机是掌握节奏的艺术，不过，时机与忙碌相互排斥。"
>
> "我们沉迷于寻求快乐，忙着追求快乐，快乐来临时甚至无法停下来享受。所以，我们的文明正慢慢地令人失望，就像一群可怕的被溺爱的孩子在摔打自己的玩具。"

在西方世界，再也找不到像艾伦·瓦兹那样大力宣扬东方哲学，尤其是禅宗文化的人了。瓦兹拥有神学硕士学位，当了五年的圣公会牧师。他极具天赋，找到了世界各种精神和宗教修行上的共同点，并且以现代易懂的方式进行阐释。他摒弃修行的神学元素，把修行看作心理疗法的有力形式。他的很多专著、地道英式口音的录音讲座，感动了数以万计的人。

贯穿瓦兹作品的一个重要思想是活在当下，与当下时刻保持一致，他担心人们已经丧失了这个能力。人们的思绪越来越关注未来，一心想着远方有什么，脱离了近在眼前的现实，根本没注意到现在有多幸福。"未来，"瓦兹说，"不过是一堆抽象的逻辑元素：参考、猜想、推理。吃不到，摸不到，看不到，听不到，甚至感受不到。追求未来，不过是不停抓取幻觉的过程，你追得越快，它跑得越快。"他打比方说，就像在赛狗场上，灵缇犬跑来跑去追着机械猎物，怎么也抓不到。你追着的猎物是什么？

瓦兹知道，要活在当下，忘记过去、未来的种种担忧，最好的方法就是会玩耍。在《东西方心理疗法》一书中，他警告大家"一切没有外在动机，没有三思后行，只为趣味而做的事情，会让人觉得愧疚"。所以我们不得不自圆其说，辩解道，"休息是为了更好地工作，甚至就连喝醉都是为了忘记烦恼"。相反，瓦兹认为，我们不应该对休息玩乐有所愧疚，而是把它们当作生活的一部分。"西方的精神分析，东方的自由精神，"他说，"都告诉我们最有效的方式就是吸引凯洛斯（即快乐原则），没有快乐，责任感、理智感都无从谈起。"换句话说，要想高效工作，就必须会玩、会享乐。而随着越来越多的机器和计算机的出现，人与人的区别就在于是否会休息玩乐。

　　瓦兹走在时代的前面，他预测了 AI 的出现，也看到了
AI 在很多常规操作性工作上已经超越人类。"现代城市的
工薪一族每天的工作，无非就是计算、测量。"他指出，要
知道做这些工作，机器比人要有效率得多，他甚至怀疑人脑
是否会因此退化。瓦兹警告说："如果继续活在未来，领导
只会预言、计算，人类最终会成为机械工作的附属品。"
有些人已经在这边缘徘徊了，是时候采取行动了。

　　瓦兹说如果不想被"比人更快速高效的机器和电子计
算机"取代，我们就必须转变注意力，不要再预测未来，
而是活在当下，磨炼自己的当下意识。"工作的时候，大
脑处于'本能智慧'的最高境界，"他说，"人类大脑只
能在'意识本能'下工作，也就是不会思来想去逃离当下
时刻，而是关注当下。"本书最后会再次讨论这个理论，
重提瓦兹的论断来说明AI取代越来越多枯燥的操作性工
作，不仅不必恐慌，而且要伸开双手拥抱。AI解放了我
们的思想，让我们专注在人类的本质任务上：创造力、同
理心。不过要想从中受益，就要停止跟机器擅长的忙碌比
拼，把休息准则当成平衡因素。

　　瓦兹希望我们忘记时钟，沉浸在自己的世界里，关注
当下，多一些凯洛斯，少一些柯罗诺斯。"时钟，"他在《重

要吗？人与物质关系论》一书中指出，"经纬度存在于纵横交错的地图上，而星球上并不存在，时钟就像经纬度，亦真亦假，不过是文明社会的一种测量手段。"过于恪守时间的嘀嗒声、计时器的嗡嗡声，是无法专注当下的。"如果被时钟蛊惑，"瓦兹提醒说，"'现在'就会成为几何学概念，标志着'未来'从此刻变成'过去'。"他认为，要摆脱时钟的过度控制，专注当下是最好的办法。"如果能感受到物质世界便会发现，根本没有什么现在、过去，只有当下。"

虽然近几年，越来越多的人，尤其是关心个人发展共同体的人，开始关注"当下时刻"，艾伦认为个人发展这种理念毫无意义，"我只能拼命去追求理想，提升自己。如果把自己分成两半，一半是'好'的我，努力把'坏'的我变好。"他有理有据地指出，这种分离只会让自己更糟糕，无法提升自己。不管是否认同，必须承认很多人痴迷于自我提升，忙着不停读书，参加各种研讨，却不愿意静下来，思考我们到底是谁。对自我提升的投入并不是"成长"，而是种防御机制。虽然你正在读这本书，但我们依然建议你时不时放下它，思考这些与你息息相关的理念，思考如何将其付诸实践。有时为了提升自己，我们需要暂停下来，休息一下，专注在自己当下的想法中。

练习

专注当下

上一次让自己全身心投入某项活动，像孩子一样乐在其中，是什么时候？没有胡思乱想，只是沉浸其中。写下映入脑海的几个例子，从去年开始。是什么活动？什么时候？在哪里？是否只是为玩乐而为之？如果可以，是什么情况（比如照顾孩子，度假）促成的？回顾列表，看能不能找到什么规律。是什么样的活动更能让你专注当下，乐在其中？是什么情况促成了真正的"当下"，藏在"当下"背后的又是什么？一旦思考过这些问题，就可以获得更多"当下"时刻，更多玩乐时刻。

我们身上闪着什么样的光?

纽约现代艺术博物馆馆长、"世纪之子:与设计一起成长"展览的联合作者朱丽叶·金钦说:"在理想和现实之间,是孩子们在帮我们协调。"在游乐场,孩子们用想象力改变现实世界,只要动机合理,任何现实场所都可以变得趣味十足。游乐场上,我们很容易得到弥漫的"灯笼意识";而在大人的工作场所,比如办公室、零售店、工厂,会发现专注的"探照灯意识"。

你可能会想:"等等,灯笼、探照灯跟游乐场和意识有什么关系?"

艾莉森·高普妮克是加利福尼亚大学伯克利分校心理学教授、TED演讲者、畅销书作者,也是发展心理学的领军人物。她对儿童的学习能力、儿童意识的发展问题饶有兴致。在《哲学宝宝》一书中,她说儿童探索和塑造身边世界时,思维意识像灯笼。他们会吸收环境中不同来源的信息,像灯笼一样朝四面八方散射光芒,他们缺少专注力,更容易进入快乐的状态,创造机遇。灯笼意识是他们最终搞清一切的方式,小到社交,大到行走的物理学理论。他们的思维模式会点亮身边的一切，由此创建新连接，遇到新转角。

高普妮克解释说，与灯笼意识相反的是成年人的意识模式，她称之为"探照灯意识"。成年人很擅长专注于手头的任务，但是会错过身边很多精彩的事物。就像探照灯一样，执着在目标事物上，看不到其他。这种意识限制了我们，尤其限制了我们的创造力和创意性。

创意就是连点成面，而玩耍能帮我们找到规律，创建新连接。不管儿童还是成人，连点成面和创意玩耍，对解决问题、创造机遇都非常重要。如高普妮克所说，"儿童的大脑可塑性极强，擅长学习，未发育完全"，适合"探索，而不是开发"。而成年人的大脑像是高效的决策制定器，靠的是丰富的经验，常常把我们困在老套的精神模式和习惯中，无法探索奇思妙想，接受新的想法。回顾前文提到的创意探索过程，成人思维尤其符合有意识的准备阶段和最终验证阶段，而儿童思维则更符合下意识阶段，即酝酿和启发阶段。

幸运的是，成人不会一直困在探照灯意识中。定期让自己接触新鲜、不熟悉的想法，从别人（哪怕是有分歧的人）的角度看看世界，都可以让我们暂时跳进灯笼意识模式。

在幻觉的影响下，成人也容易出现灯笼意识。第一次看到幻觉对大脑影响的最新研究结果时，高普妮克震惊了，她发现成人服用摇头丸后，大脑跟年幼儿童的功能极其相似。"简单来说就是，婴儿和儿童一直都在产生幻觉。"

由此看来，不难明白为什么科学家，尤其是物理学家，对服用迷幻药做实验持开放态度，他们有意服用迷幻药开发自己的思维，寻找藏在潜意识后的解决办法。马克斯·弗伦泽尔博士论文的主要论点是时间概念是如何在量子层面变模糊的，如果不是他改变了心态，不一定会想到这个论点。能意识到自己每天对世界的看法其实是"理性"成人大脑的偏见（虽然多数时候很管用）过滤后的产物，会让你明白：当你努力跳出每天的常识和经验，比如基础物理学之后，世界其实非常宝贵。①

在很多休息形式中，我们的大脑和视角更像灯笼。如果不留意，就又会钻进习以为常的老模式中，只想着日程安排、截止期限，在自己选择的迷宫中奔波。这样一来，情况会变得偏激、严重。我们可能会把这种呆板的探照灯思维用在队友身上，而要取得突破，真正需要的是灯笼意识。

---

① 虽然我们对迷幻药可能带来的创意和治疗效果感到非常兴奋，但我们绝对不倡导未经合理引导、监督、法律许可滥用迷幻药。

我们不仅没有扩散思维，反而缩小思维，并且把同样的思维模式施加到周围人身上。但只要看看孩子们如何玩耍，就知道应该怎么做。如高普妮克所说："想了解扩散的意识是什么样，就跟四岁小孩喝喝茶，聊聊天。"

人物故事：爱丽丝·沃特斯
美国名厨、餐厅老板、社会活动家、作者

"你知道我周日做什么吗？邀请朋友来做客。我从农贸市场买食材，没有特定菜谱，只是一起捣鼓，然后一起坐在餐桌前，一扫而光。这是我每周最期待的事情。"

爱丽丝·沃特斯身上有两点值得学习：第一，即使是追求时效的行业，也要学会休息，这有助于创新，激发热情——瑞典 Fäviken 餐厅的事例也证明了这一点。第二，花点时间做顿饭，慢慢享受美食，有助于找到趣味和人生。

在加利福尼亚州伯克利市，有一家远近闻名的餐厅潘尼斯之家（Chez Panisse），每天，老板沃特斯要做的第一件事不是检查邮件，也不是看新闻，而是在餐厅餐桌旁的砖砌壁炉中盯着火焰看。她用炉火烘烤面包，然后再抹上新鲜的鹰嘴豆泥，配上一杯黑咖啡，就着柴火燃烧的独特气味，享用暖胃的早餐。放慢节奏享受美食，是她毕生奋斗的核心。对爱丽丝而言，食物既是工作也是娱乐，烹饪是专注当下，发挥无限创意的行为。

1971 年，沃特斯创办了潘尼斯之家，定位为加利福尼亚菜系。几十年之后，她赢得了众多荣誉，成为领军人物、社会活动家，发起运动呼吁美国人食用本土可持续的有机食品。沃特斯试图让美国人重新思考他们吃的食物，不遗余力地推动慢餐运动，拒绝菜单上有黑鲔鱼，为学校提供更营养的食物。经过努力，这家位于沙特克大街上的王牌餐厅，至今依然是美国最有名的餐厅之一。爱丽丝运营餐厅的方式也极具创意，十分和谐。她没有刻意寻求疲惫和灵感之间的平衡，而是以分散、可持续的方式应对工作，保持玩乐的心态，关注当下。

"餐厅的咖啡、糕点有两套厨师体系，"她说，"很难评价哪个体系更重要。如果有人想多休息一下，那么整个团队可以一起应对紧急情况。他们同样有时间陪伴家人，研究菜谱，只用白天工作，可以回家吃饭。自从实行这种方案以后，因为良性竞争和互相合作的确激发了想象力，食物品质突飞猛进。"当有天赋的主厨能够自由创作菜谱，奇迹就出现了。潘尼斯之家之所以极负盛名、极具创新，食物趣味十足，绝非偶然。

创意无法强求，玩乐也无法强求，但可以构建有助于其养成的文化氛围。这样一来，从爱丽丝·沃特斯和潘尼斯之家身上，我们可以学到很多。放慢节奏，腾出空间，做一个有创意、会创新、懂玩乐的人。找点休息时间，以食物为乐。

练习

和朋友、家人、团队成员即兴创作食物

出门去农贸市场碰碰运气，买点食材。不要直接看食谱，自由发挥，让创意带着你随便怎么烹饪。一边做饭，一边合作，一边嬉笑，一边品尝。强烈推荐用安德鲁·唐纳伯格和凯伦·佩吉写的《风味圣经》寻找灵感，不要照搬食谱。爱丽丝·沃特斯提醒我们："我们想围坐在餐桌旁，闻着火焰的气息，用这种方式和食物相融。我觉得自然就是最好的老师，从文明开始之时，自然就一直陪伴我们，所以我们应该追求自然，与自然相连。"

接受荒唐的想法

　　如果剥夺了我们玩耍的权利，会发生什么？绝无好事。事实证明，学会玩耍跟睡眠充足、饮食平衡一样重要。

　　斯图尔特·布朗博士花了大量时间和精力，研究玩耍在人类生命中的重要性，探索人类及动物玩乐活动的演变。此外，他还创办了国际玩耍协会——一家非营利机构，致力于让大众看到隐藏在游戏里的知识和实践的诸多好处。布朗说，成年人如果不会玩耍，后果很严重："生活没有参与感，积极性降低；感觉生活枯燥乏味，缺乏改变现状的好奇心和想象力；喜欢暂时逃避现实。"最严重的是，布朗说玩耍不够的最终特征是："感觉自己是生活的受害者，而不是征服者"。

　　环顾四周，缺少玩乐导致的这些症状，似乎在成人世界很常见。有些成年人认为玩乐是不成熟的象征，觉得玩乐行为毫无意义，会浪费本可能"高效工作"的时间。电影《欢乐糖果屋》里有这样一段对话，驳斥了这种说法。旺卡先生展示完神奇的机器，绍特先生批判道："毫无意义。"旺卡先生回答道："现在有点无聊，但过一会儿，明智之人就会乐在其中。"

旺卡先生的话中藏着大智慧。有些人觉得无聊的玩乐，实际上可能带来最大的生产力，毫无约束时，想象力十足的思维会带来突破。精神科医生爱德华·哈洛韦尔是脑科学方面的专家，他说很多伟大的发明就是在玩乐状态下出现的：

> 哥伦布玩耍的时候，突然领悟到地球是圆的。牛顿玩耍的时候，看到苹果掉下来，意识到重力作用。沃森和克里克玩耍时，用 DNA 分子搞出各种造型，然后偶然发现了双螺旋。莎士比亚一生都在玩抑扬格五音步。莫扎特醒着的时候就没有停止玩耍。

创新中，我们在理想与现实之间探索。我们发现，在游乐场上，孩子们会更灵活，更包容，更富想象力。这些是乌托邦思想的核心内容，可以启发我们找到大不相同、更好、更光明的未来。约翰在操场上遇到的那群孩子，想要为世界建造恒温器，他们一点也不蠢，反而很聪明。虽然他们还没有缜密分析的能力，不能进入下一步，只是把想法第一时间告诉了大人。如果思维模式合理，荒唐的想法，甚至毫无可能的想法，都会成为突破点。思维实验、假想场景，经常可以打破物理规则，简化真实世界，就像爱因斯坦想象自己坐在光束上，就让科学前进了好几步。这些都是玩耍状态下的科学思维，最好的科学家非常珍惜荒唐的想法。

前文提到的成长心理学家艾莉森·高普妮克说："孩子不是小科学家，但科学家是大孩子。"科学家是少数人，这些人会花时间探索、玩乐，弄清楚世界是什么样。如果跟科学家聊天，你会发现，在这个职业里，多数人承认自己做的事情不过是更高级形式的玩耍。

然而，不管从事什么工作，我们都可以是大孩子。大人要向孩子学习玩耍。在这个时代，面对各种有趣的环境挑战，以及社会经济的挑战，会玩非常重要，它可以缩小现实与想象中的美好世界之间的距离。要给自己玩耍的时间和空间。旅行记者洛夫·帕兹在《浪游：长时间旅行的正确姿势》一书中指出，"之所以现在觉得时间比六年级时过得快，是因为没有把成人的力量用在休息上"。玩耍时，时间会变慢；玩耍时，会出现很多不确定性。这并不是说你应该在游乐场中度过余生，但是偶尔在办公室、客厅运用一下游乐场思维，必定受益匪浅。

　　不要因为休息而心生愧疚，忘记成人的责任，偶尔玩耍一下，对工作有好处。把玩耍的时间当成对创新力、幸福感的投资。如果下周去郊游团建，会怎样？如果把你的创业想法说给有冒险精神的十岁孩童听，会怎样？如果和朋友来一场孩童时的玩耍约会，会怎样？除了可以提升幸福愉悦感，还能得到成年人的刻板思维无法发现的更多可能性。

　　从"探照灯"转变成"灯笼"，最好的方式就是打破自己的常规思路，找回敬畏心、好奇心。在固定的环境中，摒弃根深蒂固的行为习惯是很难的，但如果改变了环境，就容易多了。去新环境旅行，抛弃旧习，是解放思想的最佳方式，很快我们就会讨论到这一点。不过，探索旅行的价值前，先来认识一位大师级人物，他很善于寓乐于日常生活。

人物故事：赫尔曼·黑塞

德国诗人、作家（1877 年 7 月 2 日—1962 年 8 月 9 日）

> "把珍惜每一分钟、追求'速度'的念头，
> 当成生活的重要目标，无疑是快乐的头号敌人。"
>
> "一个人，第一次摘朵花为了工作时放在
> 身边的时候，就意味着向生活中的快乐迈出了
> 第一步。"

说到娱乐，首先映入脑海的，可能是壮观的电影大片，可能是和朋友聚会彻夜不归，可能是在异国他乡的探险之旅。但不管是什么活动，都是精彩美妙的。活动越大越好，越多越好，越快越好。这些活动自然重要，不过可持续的快乐和娱乐可能恰恰相反。

赫尔曼·黑塞在德国南部的小镇上出生并长大。家人都是虔诚的基督教徒。他的很多亲人，尤其是祖父母，都是传教士，曾长期在印度传教。所以他有幸接触到亚洲文化，对佛教思想和哲学产生了兴趣，这在他的书中都有体现。1911 年，他去印度旅行，虽然旅途让他很郁闷（主要

因为见到太多穷人的生活），但影响却很深远。黑塞曾经
敷衍了事地当过一段时间的钟表工学徒，后来卖过书，最
终他决定成为出色的作家。《德米安》《荒原狼》《玻璃
球游戏》，还有马克斯·弗伦泽尔最喜欢的《悉达多》，
都是他的代表作品。1946年，因"那些灵思盎然的作
品——它们一方面具有高度的创意和深刻的洞见，一方面
象征古典的人道主义理想与高尚的风格"，黑塞获得诺贝
尔文学奖。

进入20世纪后，黑塞并不知道新世纪会出现什么极端情
况，他发现人们对娱乐的快速追求已经非常极端，令人担忧。
他觉得很多同龄人太过专注工作，崇尚忙碌，结果"生活过
得枯燥无聊，浑浑噩噩"。不过，他觉得不光人们的工作方
式有问题，娱乐方式也一样："我们愉悦自己的方式带来的
烦恼和焦虑，一点不比工作压力少。'越多越好，越快越好'
是我们的座右铭。所以，娱乐越来越多，但快乐越来越少。"

黑塞可能是第一个直言不讳说出"错过的乐趣"
（JOMO, the joy of missing out）的人。很多人害怕错过
劲爆新闻，不管是行业里的新发展，还是朋友都去的酷炫
派对。但黑塞认为，错过这些事情可以提高生活质量、
工作成效。没必要每一篇新文章都去读，每一部新电影都

去看，不必秒回每一条信息，也不必关心自己行业的一切新进展。实际上，这些活动让我们觉得自己很有效率，很快乐，但常常正是这些东西，让我们无法真正地高效和快乐。与其总是担心自己会错过什么，不如庆幸自己多了一点自己的时间和空间，要勇敢地捍卫这一点。

虽然他的个人经历有点过时了，但下面引言表达的主题大意在今天依然适用［只需要把"剧院"换成"网飞（Netflix）"，把出版换成最新的网络梗用语］：

> 有些时候，"中庸"是有勇气错过首次公演；
> 还有些时候，是能够在新作出版数周后才去拜读。
> 多数时候，是一个人不看报，哪怕会被众人嘲讽。
> 但是我知道他们不会后悔。不要让每周都去剧院
> 的人，只因为某个礼拜没去，就觉得自己错失了
> 什么。我敢肯定：他定有所收获。如果有人习惯
> 在展览中欣赏很多名作，可以让他试试在一幅名
> 作前驻足一个或几个小时，找到满足感。他一样
> 会有所收获。让阅读兴趣广泛的读者也试试一样
> 的事情，也许会因为有些书插不上话而难过，但
> 有些时候也能让人笑。很快他就会明白这一点，

并取悦自己。让无法自控的人试试每周至少一次
10 点上床睡觉。他一定会发现，牺牲这点时间和
快乐带来的好处不可估量。

　　偶尔控制自己的娱乐，暂时远离一下，原本沉迷娱乐
的时间，会让我们更快乐。一味地沉溺娱乐或某件事情，
会让人心生厌烦，忘记如何快乐。

　　"中庸之道就是珍惜'小确幸'的能力，"黑塞认为，
"因为这种与生俱来的能力是以某些特定事情为前提的，
这些事情，主要是快乐、爱、诗意，在现代社会已经日渐
模糊甚至消失不见。这些小确幸，也许毫不起眼，零星散
落在每天的生活中，所以很多迟钝的打工人几乎看不到。"
我们需要放慢一点节奏，停下自以为是的忙碌，观察身边
精彩的细节。"慢慢地，不用费什么力气，眼睛就会善于
发现微小的快乐，打量大自然和城市的街道，感激生活中
取之不竭的快乐。"真正的幸福其实很简单，只要花点时
间就能发现。这些小确幸，大多是能激发好奇心，启发新
创意想法的事物，能为工作带来生机。

　　休息，是为了让我们看到时间，关注那些带来小小快
乐的短暂瞬间。黑塞所说的，其实是非常微小的休息："对

着天空伸个懒腰，挂满绿植的花园墙，强健的骏马，帅气的小狗，一群娃娃，好看的脸庞，为什么要让生活抢走这些？"没错，不是所有人都能有一个长假休息放松，但是黑塞的休息方式，只要愿意，都能做到。我们要先学会重视这些美丽的瞬间，才能准备好迎接长时间休息的所有好处。"对没有时间的人、冷漠的人，我的建议是，"黑塞指出，"每天尽可能多地寻找小确幸，为假期或其他时间积攒更大、更复杂的快乐。带给我们快乐，缓解每天压力的，首先是小小的快乐，而不是多大的幸福。"

练习

短暂的休息——记录虽小但让你开心的事情

　　你是否沉溺于忙碌，痴迷于各种娱乐消费，甚至完全忽略了生活中微小的快乐。如今，一定要每天至少停下来三次，观察让你开心的小事。公园中嬉戏的孩子，漂亮的鲜花，别人的微笑对视，树林里的沙沙风声。如果能记录下每一件事，就更好了。第二天也一样。第三天，保持这种习惯，直到这件事成为你自然而然去做的事情，这样就可以不管看什么都能找到"每天生活用之不尽的乐趣"。

休息一下。

为什么不放下书，

做每天最喜欢做的事情？

旅行

　　几乎所有拥有博士学位的人都会告诉你，他们有多恨写论文，过程实在痛苦不堪，被最后期限压得喘不过气，煎熬几个月，每天只能写出几个字。但是马克斯·弗伦泽尔不一样，他非常享受这个过程，从开始到完成，只用了不到六个星期。这也是他人生中最有效、最放松、最没有压力的一个时期。写论文的时候，他觉得自己像在度假。某种程度上，确实如此。

　　大多数博士候选人写论文的场所很普通，无非是锁在房间、大学办公室、图书馆，而马克斯选择换个环境。他想从伦敦繁忙的城市生活中抽身而退，强迫自己与之断绝联系，找一个从未去过的地方，置身于大自然中。最终，他决定在希腊写论文。作为西方文化的发源地，希腊的确很合适他把自己的学术成就汇编起来（并不是说他为西方文化做出任何重大贡献，他主要研究的是抽象数学，不涉及实际应用……）。

　　马克斯在山上租了间小房子，可以俯瞰希腊锡罗斯岛的港口城市埃尔穆波利。这里把偏远宁静与自然风光完美

结合，而且日常生活非常方便，网络也相当不错。2016 年
8 月一个温暖的夜晚，马克斯提着箱子，里面塞满了他读博
期间积累的笔记本，从雅典坐渡轮抵达锡罗斯岛。一到港口，
热情的房东贝蒂和扬尼斯就接到了他，两人不仅让他感到
宾至如归，还向他介绍当地的文化，尤其是当地的拉克酒。

　　先在小岛逛了几天之后，他很快就开始了独处、沉思、
休息的状态，偶尔会上写作课，时间不长但高度集中。早
上九点十点钟起床，按当时的作息算是非常早的了（哦，
博士生的快乐）。先冥想一会儿，舒展筋骨，再出发去山
上跑一小段，或者骑着租来的小摩托去海边游泳。然后悠
闲地做顿丰盛的早餐，再看 1 小时左右的书。直到中午时分，
这一系列活动之后，他才开始写论文，一般是在镇上的一
家小咖啡馆，写 60~90 分钟。尽管时间不长，但早上的例
行活动让他平静又专注，文思泉涌。在这期间，马克斯没
有出现任何作家所谓的写作瓶颈，甚至写完之后，还能在
咖啡馆吃一顿简单的午餐，然后回家小睡一会儿，让大脑
复盘一下所写的东西。之后，他再去岛上闲逛、购物、游
泳、散步，或者看书。这些活动都不需要有意识地思考"工
作"。他当时正在重读亨利·戴维·梭罗的《瓦尔登湖》，
受这本书启发，马克斯下午大部分时间在烤面包。他非常

享受这个习惯（直到今天仍然如此），不仅因为美味，还因为可以冥想和反思。

　　然后开始当天的第二次写作，之后又是很长时间无拘无束的思考。他经常利用这段时间搞一些副业，比如自学AI，研究深度学习，那个时候他刚开始接触这个话题，但后来却成为他的主攻专业。他采取了一种悠闲的方式，不关心任何结果，不用担心公司的交付成果，让自己通过探索而不是学习来学习。

　　最后，倒上一杯酒，坐下来再进行一次深夜写作。酒精起初有助于提升创造力，但后来逐渐让人分心。这时他就会结束一天的工作，或看电影，或读小说，放松一下，可能再喝一两杯当地的葡萄酒，最后，睡个好觉。

　　这样的日复一日肯定不是大多数人想要的最高生产力。毕竟，马克斯每天主动"工作"的时间不到 4 个小时。然而，正是这种鼓舞人心的新环境，正是这种悠闲安排，不仅让他比其他同学更快地完成论文，还拥有一段美妙的放松时间，甚至还搞定了一些困惑他很久的问题。他的思维更清晰、更敏锐。对马克斯来说，在锡罗斯岛的那几个星期，是他最有成效、最悠闲的时光。

悠闲的旅行

毫无疑问，去名胜之地旅行的快乐和价值不可估量，去风景优美的海边，手持一杯异域鸡尾酒，或者自驾游能跑多远就跑多远。不过，旅行最好是去让人放松的地方，这不是指从日常琐事和工作中逃离，而是直接融入生活中，让我们真正地去探索一处地方，找到内在的自我，只有透过周围的环境，内在自我才能浮出水面。由衷鼓励大家行动起来。没错，鉴于现在的环境，很难有很长时间的休假，但幸运的是，休息的好处不需要非得去希腊才能拥有。

如果不能去远方旅行，那就去周边没去过的地方。一个周六下午，天气晴朗，约翰·菲奇决定把手机放下，走路去他从未去过的地方。那是得克萨斯州奥斯汀市某小镇东部的拉丁文化聚居区。在这里晃了1个小时，约翰觉得像在墨西哥。街上随处可见新鲜现烤的美食，建筑上五颜六色的壁画，商店橱窗闪闪发光的金属食品盒让他以为自己在瓜达拉哈拉。他用西班牙语跟当地居民闲聊了一下，在当地酒馆享用了一杯麦斯卡尔酒。整个下午就像去了一趟墨西哥，而他不过是去了这个城市里自己从未去过的地方。某种程度上，这比他的一些远途旅行还要精彩。不用找晚上落脚的酒店，不用去赶回家的航班，只花 1 个小时就能回到自己的床上。

坐飞机飞去遥远的地方当然令人期待，但如果工作不允许，不能花几个礼拜去异国他乡，可以去家门口附近未曾去过的地方。除了能探索新的文化，还能体验城市的新氛围，看看自己生活的城市或城镇多元化的一面。穿过小镇去农贸市场买东西，用脚步去探索发现。同样是去远方旅行时会做的事情，不过用在自己生活的地方罢了。赫尔曼·梅尔维尔在《白鲸》中写道："真正的地方，从来不在任何地图上。"

可惜，很多人只是把旅行当作繁忙生活的解药，匆匆忙忙地结束，行程满满，跟日常生活一样忙碌。很多游客，从一个地方到另一个地方，根本没有真正体验当地的风土人情。而且一想到长途旅行，就会各种计划，或者是另一个极端，什么也不管。我们总是幻想着变得有钱，然后逃到热带天堂，却从未想过自己去了那里能做什么。旅行作家洛夫·帕兹在《浪游：长时间旅行的正确姿势》一书中提到，即使钱不多，"极有可能钱花光之前，你悠闲地坐着抹可可油的热情先消失了"。想象中的热带天堂不过是身上压力的比照，一旦压力消失，想象的天堂也就失去魅力。

真正的旅行并非如此，不用很贵，不用很紧凑，更不会是纯粹放松之后的无趣（时不时纯粹的放松没有错）。虽然帕兹特意讨论了长途旅行："长途旅行第一天都会非常兴奋，如果有什么需要特别牢记的，那一定是'慢下来！'"这条忠告同样适用于短途旅行。不要把旅行当作"买衣服或家具送的附件一样，变成走马观花的浓缩经历"，而是应该放慢节奏，寻求深度体验，而不是广度。这并不是让你纠结"游客"与"旅人"的不同，那只会让人沉迷于"做旅人"，而不是简单感受旅途。"不必纠结自己是游客还是旅人，"帕兹说，"关键在于欣赏路途中的事物时，保持真实。"就像玩耍的孩子，睁开双眼，激活自己的灯笼思维，对身边的一切保持好奇心。

旅途中，哪怕买吃的、坐公交这些最平凡的小事，也可以令人兴奋。看到的、听到的、闻到的，都不同。这些事让我们真正地生活于此。如果不能慢下来，就会错过这些乐趣。听起来有点陈词滥调，但旅行的确就是一种赏赐。老子说过："善行无辙迹，善言无瑕谪。"帕兹认为其核心就是"旅行就是学习生活"。如果一个人不去饭店，而是去杂货店、农货市场买原材料，自己发挥创意做菜，他一定明白这个道理。香料的独特气息，没吃过的水果和蔬菜，没见过的鱼和肉的种类，对当地人而言或许毫无吸引力，但在游人眼里，却能激发好奇心，激发创意。

如果方法得当，就能把这种思维带回家，更关注家长里短的细枝末节，而且更长久，跟旅途中体验到的新事物截然不同。如果能把旅行的精神带回家，甚至可以在家乡找到异域风情的感觉，就像约翰的奥斯汀之旅。如果放慢节奏，像旅客一样充满好奇，观察身边的一切，跟孩子们专心玩耍时一样，哪怕只是上下班路上，或者在后院遛个弯儿，都能成为一场异域之旅。而且有可能找到一直都在眼前，但因为忙于奔波而没有发现的各种创意突破点和绝妙的想法。

人物故事：斯蒂芬·塞格麦斯特

美国平面设计师

"人生前25年，我们都在学习；接下来的40年，我们都在工作；最后15年，退休养老，度过余生。我觉得应该从养老的时间里拿出5年，插在工作的那些年。我个人觉得很快乐。但更重要的是，这些年的成果不仅能造福子孙，还可以惠泽公司和社会。"

斯蒂芬·塞格麦斯特是个充满疯狂想法的人。他和朋友在纽约合创了设计工作室塞格麦斯特＆沃尔什（Sagmeister & Walsh），很快他独特的平面设计、叙事风格、印刷技术等变得举世瞩目。他也因此跟知名音乐家合作，把自己对设计和音乐的喜爱融合起来。他曾为很多音乐专辑设计封面，卢·里德、OK Go 乐队、滚石唱片、大卫·伯恩、Jay Z、史密斯飞船乐队（Aerosmith）。但他最疯狂的想法莫过于关掉工作室一整年，去休假——公司迅速发展 7 年后，他按下了暂停键。

这个决定绝不草率。"工作室已经 7 年了，"他回忆道，"现在互联网蓬勃发展，行业里每个人都赚得盆满钵满。停业一年尝试新事物，似乎很不明智。"工作室名利双收，互联网经济迅猛发展，工作室邀约不断，机遇不断。那他到底为什么要停业一年？简单来说，工作变成了重复性的事务，塞格麦斯特觉得无聊。

让他最终下定决心的，有两件事。一天，他在克兰布鲁克艺术学院做一场讲座，那时他意识到要做出改变了。他发现学生可以一整天泡在实验室，而塞格麦斯特完全做不到，他无比怀念学校的日子。后来，当代字体设计大师艾德·菲勒来到工作室，塞格麦斯特看到他满满一本自己随意尝试设计的各种字体。"就是那次，"他说，"我事先定好了日期，然后给所有客户打了电话。"塞格麦斯特整整旅行了一年，找回自己的实验方式。从那时起，他每隔七年就停下来休假一年。

那么，他第一次休假成功了吗？塞格麦斯特在 TED 演讲中说道："我又重新爱上了设计。我自得其乐。从长远经济角度看，我的第一个长假是成功的。因为质量的提高，我们可以设定更高的价格。而且最重要的是，后面 7 年的设计灵感基本上源于休假那一年。"

如果你是企业老板，看到公司停业一整年，也许会满是焦虑。塞格麦斯特也不例外。"我有过各种担心，主要莫过于'天呐，我们要失去客户了，我们会被遗忘的，前面七年取得的成果都白费了，又得重新开始。'但是这些担心都是假想。实际上，客户的反应是有点羡慕，换我也一样。我那些担心都是假的。卢·里德甚至为了我们调整了专辑发行日期。结果不仅有百利而无一害，甚至还出现了很奇怪的现象，公司收益不降反涨。"

这些年来，塞格麦斯特进行了三次休假，每次休假结束都会对工作室的经营做出革新：

　　第一次休假时是最疯狂的，我们彻底关门，只
装了一台电话答录机自动回复"请一年后再致电"。
第二次略微温和一些。安排了一位设计师负责接听
电话，完成一些长期项目。第三次我们几乎没有停
业，因为杰西卡（共同创始人）说她不想休假，所
以工作室基本还在营业，只不过我没在。但我发现，
三次休假都很明智，只有第一次时我担心的最多。

　　如果你的公司或职业需要创意，是否想过休假对你是
怎样的？你会按下多久的暂停键？会做些什么？能创造什
么样的实验或艺术？塞格麦斯特发现，休假让他的工作室
更别具一格：

　　　　因为休假，我们做了很多其他工作室都不做
　　的设计，完全跳出了价格游戏。不再是我们和其
　　他工作室设计一样的东西，而客户选择价更优者。
　　所以反而获得了更多收益。不过当然，这绝非我
　　们的初衷。休假带给我最多的是，我可以继续把
　　设计当作事业而非职业，这一点很重要。觉得自
　　己做的事变得沉闷，是大多数行业中最大的问题。

　　江郎才尽，不再热爱自己的工作，这种情况太常见了。也许你的银行卡余额无法让你休假一整年，但是休假思维也能让你重拾所爱。塞格麦斯特十分肯定，如果失去工作激情，休假是治愈良策。"米尔顿·格拉泽曾经说过，过去 50 年，他最自豪的莫过于自己一生都从事自己所爱的设计工作。我自己也发现，休假是最好的治疗。"

　　2019 年，塞格麦斯特决定离开他的工作室。他接下来要做什么？我们无从得知，但可以肯定的是，休假依然是他休息准则的重要一环。

练习

计划休假时，记住三个步骤：
1. 确定 ；2. 告知他人；3. 制订计划。

策划休假并非易事，但我们可以从塞格麦斯特那里借鉴三点。首先，决定长时间度假时，要十分确定。休假时会有很多需求，但如果决定休假，要提前确定日程，之后可以让相关人员有所准备。其次，告诉他们你的休假计划，能让你为休假的决定负责。就像塞格麦斯特所说："我尽可能告诉很多人，这样我就不会临阵退缩。"最后，毫无计划的休假有可能变成浪费时间。塞格麦斯特说过，他第一次休假有点失败，因为他以为休假不需要计划。"没有计划，就没有要求，所以我变成了自己的实习生。"因此他建议，休假期间列一些自己感兴趣的事，合理地安排休假的不同阶段和日程。

学习与自我发现之旅

帕兹说："在路上，要学会随机应变，多看一眼看到的东西，而不是沉浸在自己的日程中。"远离自己熟悉的环境，否则固守成规的思维模式会被重新激活。"要打破旧习，直面潜在的恐惧，检验自己性格中被压抑的一面，没有比这更好的机会了。"旅行跟游乐一样，让我们重新定义自己，改造自己。帕兹还指出，"如果带着好奇心去散步，随时随地可以感受到可能性从四面八方袭来"。这些可能性很多是内在的。在路上，我们学到的更多是自我发现。旅途、陌生的环境，更能放大我们的性情，有利于自我反思。约翰和马克斯都是在旅途中感悟到，并体会到休息的重要性，最终写了这本书。

旅途中最好的时间利用方式，就是学习或者重塑习惯。不必因为害怕错过风景，因为在沙滩上日光浴浪费时间，就觉得愧疚。环境改变，思维模式改变，都会带来新颖的体验，帮助挖掘更新的创意。旅行让你摆脱旧习惯，迫使你警惕，不管是在车水马龙的路上不小心被车撞到，还是发现隐藏在一览无余处的创意。"不管你选择如何丰富自己的旅途体验，"帕兹建议，"一定要挑战自己，尝试新鲜事物，保持学习。"

　　即使是在路上工作，也是不错的体验，你会更有见地，而且这可能是持续旅游的必需品。新闻记者查尔斯·克劳特认为，"如果你真想了解一个国家，就去那里工作"。帕兹提出"反休假"，建议旅行中从事短期工作，确保自己旅行资金充足。不管是准备持续的长期旅行，还是短途旅行，帕兹的看法都不无道理："流浪的第一步是让工作为兴趣服务，而不是兴趣为工作服务。不管信不信，人们对工作和休息的看法，彻底跑偏了。"不光是流浪这个话题，其他任何事情，这都是第一步。

　　马克斯在锡罗斯岛最喜欢读的一本书是尼科斯·卡赞扎基斯的《希腊人左巴》。书中亚历克西斯·左巴这个人物，象征的是对生活的激情。他浑身各种小毛病，但撇开这些毛病，或者正因为这些毛病，他才成了了不起的老师、另类的圣人、令人钦佩的模范。左巴说："正是因为做事做一半，说话说一半，今天这个世界才会陷入一片混沌。天啊，一定要认真做事！不积跬步，无以至千里！比起大恶魔，老天更讨厌半途而废的恶魔！"记住左巴的话，不要休几天假，计划不周，还不停查看工作邮件。彻底断联，把所有热情投入一直以来想做的事上。给自己足够的时间，让自己休息充电。偶尔"去他的"工作，让自己彻底放松，做一点小小的"坏事"，生活会更丰富。不要觉得时间浪费了或者效率低了。你投入工作的时间固然重要，而这对创意过程而言同样重要。做得越少，反而越好。你会发现，自己身上的创造力和效率令人惊艳。而且，即使旅行结束，你重新回归日常生活，旅行带来的好处也会经久不散。作家皮克·耶尔发现："我们旅行，本质上，是重新变成年轻的傻瓜——让时间放慢，让自己融入，再一次陷入爱情。"带着旅客的好奇心，走出去体验世界，远也好，近也罢。重新发现自我，改造自我，放慢时间，重新爱上生活！

人物故事：露皮塔·尼永奥

肯尼亚、墨西哥女演员

"完成一项高强度工作有点像宿醉，本来已经习惯这种强度，突然之间没有了。所以我会挤时间，不然无法活下去。"

漫威电影工作室制作的超级英雄电影《黑豹》（2018年）中，露皮塔·尼永奥扮演娜吉雅。电影中，她扮演的是勇敢的间谍，保护着瓦坎达——一个虚构的非洲东部国家。电影全球票房达 13 亿美元，打破众多电影票房纪录，包括黑人导演电影的最高票房、有史以来第九个最高票房、美国和加拿大第三个最高票房、2018 年第二个最高票房。

电影取得巨大成功，尼永奥自然不得不参加各种宣传，庆祝自己演艺事业达到了新高度。一旦电影结束，你可能觉得她会接受一个又一个的采访，参加各种聚会，出席脱口秀宣传电影，又或者乘胜追击，迅速敲定下一部电影的角色。相反，她选择旅行，远离喧嚣，把电影带来的忙碌归零。她去的地方，也不是什么奢华的度假胜地。

《黑豹》上映后，出席完奥斯卡颁奖礼，第二天她就飞去得克萨斯州来了一场十天的冥想静修。她以前觉得冥想很可怕，但后来朋友建议她试一试。"冥想是种恩赐，"她说道，"我是生日那天开始的，确实是最好的礼物，因为我的工作包含两部分：演戏、做名人。身为名人，我需要付出很多，要不停说话，不停消耗。我需要独处，静下来聆听。生活里太多分心的事物，一个接一个。"

这次静修让尼永奥从中逃离，而这种断联式的静修对她来说绝非易事。参加静修时，手机要上交，宣誓，也没有出行工具。"我无时无刻不想离开，强迫自己再多待 1 个小时，再多待 1 个小时。我的天，既疯狂又美妙，10 天后，我不再想着错过了什么……项目的核心是摆脱对喜爱或厌恶的依恋，忘记自己喜欢或不喜欢的事物。把这些事情整合到一起，书写自己的故事，就变成了我们的身份，但是学会摆脱这种控制，生活会更容易。"

有朋友建议你休息一下吗？或许你应该听劝。当局者迷，旁观者清。朋友一定非常了解尼永奥，才会建议她去静修。她知道尼永奥现在是名人，释放压力，摆脱明星身份，对她有益无害。

10 天静修结束，要如何回归正常生活？朋友又给出了有深度又浅显易懂的建议。她让尼永奥静修回来后，听一个自己喜欢的专辑：

我听了肯德里克·拉马尔的专辑 *Damn*。以往听歌会想歌的背景，但那次之后，我能够只专注歌曲，因为那一刻我感受到自己的存在。听着歌，飞回了纽约。我喜欢音乐，但说唱歌曲有时候太快，没办法完全听清，而这一次，我听到了肯德里克的

每一句歌词，听到了他的音乐才能，听到了从未听
见的乐器，非常清晰。我突然觉得，哇！能从自我
独处中找到这种感觉，真的很棒。

我们总以为旅行一定要有人做伴。想要和朋友、家人
一起，分享回忆，分享风景，这没有错（除了有些时候，
要为吃饭而争论）。不过是否想过一个人去旅行，不用讲
很多话？这种旅行能让你的短途国内旅行，变得像是去了
异域他乡。目的地不重要，重要的是真正逃离的心态。如
果听着自己喜欢的歌，走在从未去过的陌生城市或村庄，
会怎样？也许工作完成之后，你应该用这种方式庆祝一下。

练习

试试无声的静修，或者什么也不做，听听歌

尼永奥的静修之旅，跟去异国他乡度假并无不同。高质量休假不需要去多远的地方。下一项任务完成后，给自己来一场静修之旅，或者今天就来一个删减版的小静修，试试几个小时不讲话，然后再听听歌。听歌的时候，闭上眼睛，或者盯着树木。沉浸在一首歌里，能让你去到坐飞机也到不了的地方。

休息一下。

为何不放下这本书，

听一听，真的用心听听自己喜欢的歌。

科技

　　曾经多少次，你觉得有点无聊，又或者在超市、咖啡店排队时，无意中拿出手机，像条件反射一样，查看一些并不重要的东西，而且过去1个小时，你可能已经看过好多遍了？也许会有新动态，比如新的点赞、评论，或者"提到"你，或者新邮件、新资讯、新博文，等等。尼古拉斯·卡尔介绍自己获普利策奖提名的《浅薄：互联网如何毒害了我们的大脑》一书时说："我发现，我的大脑不仅是游离，是饥渴。渴望查邮件，点击链接，搜索网页，不想断联。"我们都有过这种经历，近几年尤是如此，我敢肯定你也一样。我们的大脑已经无法保持平静，哪怕只是几秒钟，也无法长时间专注于一项任务，无法处理一个小片段里面隐藏的信息。如果注意力不断被周围事物打断，大脑会怎样？有个方法很简单，但并不容易做到：远离科技。拔掉插座，断联！

　　虽然总说注意力不集中是因为科技的错，也不无道理，但还是要从更细微的角度深入思考一下。科技本身并无过错，有问题的是使用科技的方法。约翰·菲奇和马克斯·弗伦泽尔一直都在研究新科技，依然看好科技的无限可能和进步。没人愿意过着没有科技的生活，重点是用科技帮助我们实现目标时，要选择合适的科技手段，保持警觉，知道该用什么，不该用什么，以及怎么用。但说起来容易做起来难，人类大脑无法抵御现代科技带来的信息爆炸。

沉溺科技的大脑

很久以前，从单细胞生物开始，"大脑"不过是一种简易的机器，化构想为行动，接收环境里积极或消极的信号，然后进行处理，最后启动相应的行动。没有计划，没有目标，只有反应。随着大脑进化得越来越复杂，我们的理解和行动也随之复杂，而且能够提前谋划。有人认为，人类的独特之处在于，从理解到行动之间，能停下来思考，让人体的执行功能发挥作用。经过评估决策之后，选择行动，而不是依靠冲动反射行事（至少有些时候是这样的）。反射行为中无法出现创造创新，需要我们停下来，思考规划愿景。

过去是自下而上，现在是自上而下，两种过程相互交织，尤为复杂。而这一点，很大程度上导致了我们现在跟注意力及专注力的斗争。神经学家亚当·格萨雷、心理学家拉里·罗森合著的《专注：把事情做到极致的艺术》一书中指出：问题不在现代科技，而是"大脑的根本弱点"。现代科技不过恰好触发了这种弱点，它没有造成问题，而是严重加剧了问题，让问题变得更糟。

格萨雷和罗森把这个问题称为"干扰"，他们找到了隐藏其后的两种过程："无关信息会让人分心，追求一心多用也会打断注意力。"造成分心或打断的诱因可能是一样的，但处理方式却不一样，涉及不同的大脑机制。但两种情况带来的干扰对生活各有影响，从情绪、心态，到创造力、心智能力，而且常常是坏影响。

精神力量最强有力的就是选择性注意，它直接影响了我们的理解和行动过程，让我们设定目标并为之奋斗。相比复杂的目标设定能力，我们的认知控制，也就是"分散，划分，维持注意力"的方式其实是很原始的。前额叶皮质区负责认知控制，比起祖先已经进化了很多，但依然像格萨雷和罗森说的那样，"在现代高科技世界里，很多时候我们的大脑依然很原始"。原始大脑做不到一心多用。精神层面上，我们无法同时处理多个任务，但是网络可以！"任务切换，不管是切换还是不切换，都会削弱我们执行某个任务的能力。"在各种干扰随处可见的世界里，我们面临越来越多的任务切换，不管是否乐意。

可惜任务切换是选择性注意的最大敌人。注意力需要两个重要的过程：专注一件事，忽略其他一切。两者并不相同，而且截然相反，都很活跃，需要大脑予以处理。好在实验表明，对记忆而言，忽略无关事项比专注某一件事更重要。大脑中，负责处理还是忽视的直觉意识和反射性刺激越来越临近极限值。很久以前，人们每天能在丛林里见到一只美洲虎；一百年前，人们走在街上，每几个小时就会有汽车冲他们摁喇叭；而今天，现代科技不停用各种所谓的重要"提醒"轰炸我们。注意力越分散，选择性注意力的效用就越小（如果还能称之为选择性的话）。是时候重新找回我们的注意力，有意识地从干扰物中抽离了。

漫画家、教育家琳达·贝里指出："手机为我们带来了很多东西，也带走了探索发现需要的三大要素：独处、质疑、无聊。这些都是创意思维的源泉。"如果想要创造、解决、影响，做有意义的事情，就要减少干扰，在依赖科技和远离科技中找到平衡。独处神游对创造力尤为重要，独处需要和科技断舍离。由于不停地切换任务和被干扰，我们还没有神

游多久，就被迫回到起点。我们应该让思绪自由翱翔，不受
时间限制，而不是被一个接一个的反应拽回来。

　　要做到这一点，需要良好的认知控制力。认知控制受
各种因素影响，比如压力、睡眠、酒精、年龄等，不停在变。
其中，前文提到的睡眠不足，也会严重影响注意力的持续。
由于认知控制需要的精力不断耗尽，比如肌肉疲劳，所以
越是强迫，越是一心多用，越是频频被干扰，注意力越容
易分散。人与科技的交互已经无处不在，结果人的注意力
不断被夺取，情况越来越糟。所以，格萨雷和罗森担心"我
们已经丧失了一心一意工作的能力"，"我们已经分辨不
清哪些是必要的，哪些只是像被锐物戳到后的条件反射"。
而高科技世界这种锐物，正在穿透我们的大脑。

分心工程

　　我们现在的处境绝非偶然。某种程度上，很多科技的
设计初衷会导致我们分心。

　　人文技术中心创办人及负责人崔斯坦·哈里斯指出，大

型科技公司正在"深入了解人脑的运作"。他们雇佣大量心理学家和产品设计师，确保自己的产品比对手的更能吸引人们的注意力，让人们更多使用他们的应用程序，浏览他们的网站。我们的注意力就是他们的广告收入。通过避开，或者有意削弱我们的认知控制，唤起我们古老的本能和反射机制，让我们上钩。他们成功了！从这一章开始，你查看过多少次邮箱、脸书或者 ins 等软件？希望你挑战一下，不中断地看完接下来的内容。你能抵制住诱惑不分心吗？

直到 21 世纪，我们都觉得人只会对实物上瘾，但过去这一二十年，我们发现，行为上瘾并非虚构。科技诱因力背后的驱动力正是"间歇性正强化"，即各种各样无法预测的奖励。研究表明，而且赌场或赌徒的经历也都证明，比起可预测的奖励，随机奖励会让人释放更多的多巴胺。所以每次在网上发布动态，都像在玩大乐透，等着看有多少人点赞、评论，会有多少粉丝关注。因为随机性，我们也能解释为什么稍一无聊就会想摸手机：或许会有什么刺激好玩的等着我们，不看是不会知道的！

在《技术垄断》一书中，尼尔·波兹曼把"技术垄断"比喻成一个社会，在那里新技术根本不会权衡利弊。如果够新、够好，就应该用。他把科技神化，互联网受到狂热崇拜。

而很多人就生活在这样一种技术垄断中，而且不断强化它。许多公司用实时通信服务软件 Slack，宣传标语号称"工作随处可在"，但事实真的如此吗？什么样的工作？大多是肤浅的瞎忙活吧？在《深度工作：如何有效使用每一点脑力》一书中，卡尔·纽波特哀叹道，很多知识工作者并没有从事自己所学的专业任务，而变成了"人类信息路由器"。某种程度上，Slack 和其他类似软件之所以非常流行，大获成功，是因为它们都让我们在线上看起来忙碌无比。

软件开发者们了解创新的要素，了解我们渴望别人看见自己很忙。技术垄断中，质疑新生事物就好比异教邪说，又或者像纽波特所说，在互联网时代建议和网络断舍离就像"亵渎神圣，无可辩驳"。雅虎前CEO玛丽莎·梅耶尔，因为员工在家不怎么登录邮箱查收邮件，就禁止员工在家工作，她因此臭名昭著。如果看不到他们忙着，看不到他们在线，他们能做什么正事？

上瘾的最主要原因，是我们渴望获得社会认可，我们生来就是如此。只要生活的社区依然很小，关系又密切，社会认可就对我们的生存非常重要。现在，点赞按钮能让我们随时随地获得社会认可，所以我们迫切渴望得到关注。这种驱动力也说明了，为什么我们会秒回各种信息和邮件。

而且，如果没有及时回复，内心深处依然害怕会成为众矢之的。有些公司文化中，事实正是如此（当然只是打个比方，除非你的老板像《007》里的大反派）。充分了解了科学，知道了我们最根本的恐惧和渴望，开发者利用这些上瘾的特质，设计了很多产品。

人物故事：崔斯坦·哈里斯

美国计算机科学家、设计哲学家

　　"我们希望科技让用户更好地享受时光，提升生活品质，而不是唆使他们手机不离身，一直被干扰。"

　　"终极自由是思想自由，我们需要与科技为伍，从而更自由地生活、感受、思考、行动。"

　　"五岁时，"崔斯坦·哈里斯回忆说，"妈妈给了我一台苹果麦金塔电脑，我很快就上瘾了，沉迷于创造——画画，为 HyperCard 的互动游戏编写剧本，编写一些小程序或小游戏。"在智能手机出现前，很多到一定年纪的人，就体会过不断联的科技和生活，也会有类似的美好回忆。但哈里斯接下来的话，我们可能更感同身受，"我觉得自己总会分心，不停查看邮件，浏览网站。我被断断续续的信息牵着鼻子走，不断调整安排，发现自己凌晨一点还在浏览网站。"怎么会这样？"为什么计算机互联网会让我们变成这样？总被干扰，无法自控？"哈里斯知道答案："因为我们生活在注意力经济时代。"

　　虽然多数人知道这一点，但很少能像哈里斯那样了如指掌。他曾在斯坦福说服式设计实验室学习过，后来创办的Aperture被谷歌收购后，就在谷歌担任相关设计师。很快，他开始担心设计师正在偷走人们的注意力，担心整个科技产业的走向，"注意力经济意味着，不管科技公司开发什么样的产品，只要能让用户在上面花时间，就是胜利。诚信竞争最初是开发有用的产品让用户使用，现在却变成深入了解人脑的运作，让用户花尽可能多的时间在上面。"哈里斯从一开始就如此坦言，后来他成为谷歌的设计伦理家，致力于让设计更符合道德伦理，更人性化。最后离开谷歌时，他与人合创了人文技术中心，担任负责人，还联合发起了"欢度时光"（Time Well Spent）项目。如今，他依然活跃在最前

线，为人性化的科技设计而奋斗。在《大西洋月刊》的一篇
介绍中，哈里斯被誉为"硅谷最有良知之人"。

人们总是轻易指责大型科技公司，比如脸书、谷歌，但
这些企业并没有想打造成现在的注意力经济。"查收邮件一
无所获时，没人能获益，"哈里斯说，"不管是苹果，还是
谷歌，其设计师都不希望手机像投币售货机一样工作，注意
力经济是偶然出现的。"但是，这些公司发现，公司效益如
何，取决于能否吸引用户注意力，所以很多时候就会蓄意研
究人脑的弱点。哈里斯说，就像食品行业贴"有机"标签一
样，我们会开发带"欢度时光"标签的软件，让用户更好地
享受美好时光，而不是偷走注意力。"我们希望科技让用户
更好地享受时光，提升生活品质，而不是唆使他们手机不离
身，一直被干扰打断。"换句话说，我们希望科技创造一些
高质量的休闲，保护而不是损害我们的休息准则。

哈里斯强调"欢度时光"项目不是反对科技。"人们
欢度时光的看法各不相同，并不统一。沉浸在手机屏幕的
时间并无坏处，也没必要彻底关机，更不是说个别应用程序，
比如社交、游戏等，就一定不好。"这个项目只是鼓励消
费者和开发者在使用和设计科技时，有意识地做出选择。

在这个问题上，设计者总避而不谈，宣称自己只是提供

服务，是用户自己停不下来，注意力不断被打断，全是用户自己的选择。但借口容易找，实际上他们却难辞其咎。如果设计应用软件有意吸引用户，那么某种程度上设计者就要为用户的使用习惯负责。是时候承担责任，开发一些应用和服务，让用户更好地欢度自己的时光了。作为消费者，与其被动应对，不如主动选择值得花时间在上面的软件，不要浪费时间。

练习

检查自己使用的软件是否值得"欢度时光"

如哈里斯所说，游戏，起码是目前的游戏，跟我们是相对立的。所以我们的注意力被各种喋喋不休的通知提醒夺走，不（全）是我们的错。但这并不意味着我们毫无责任，然后把压力都施加到开发者身上。所以，复盘一下自己用的软件和服务，慎重思考每一款是否都能"欢度时光"。如果不能，就放弃，要么换一款值得花费时间的软件，要么就直接卸载掉。

科技 265

信息搜寻

　　对动物觅食行为的研究已经进行了几个世纪，形成了相应的数学模型和理论描述，最适用的莫过于边际价值理论（MVT），该理论最初由进化生态学家埃里克·恰诺夫于 1976 年提出。该理论假设环境中的食物资源离散分布，动物在斑块中取食并在不同的斑块间移动，当食物逐渐消耗，它必须选择合适的时间去下一个斑块取食。实际上，优秀的觅食者会在当前资源收益率低于下一资源成本时选择离开。

　　格萨雷和罗森认为，信息消耗也是一种觅食行为，边际价值理论一样适用。本质上，我们都是信息搜寻者，就像饥饿感会促使我们觅食，同样有内在动力驱使我们寻求新信息。新奇感会激活大脑内的成就感，让人类探索新环境，有助于人类进化。人类历史上，信息资源如同食物资源，非常紧缺，代价很高，直到不久前依然如此。新闻报纸一天一发行，新闻电台一小时一播出，也没有那么多电视频道。如果不愿意去邻居家串门，或者都不愿开启新的对话，就几乎没有跟人直接接触。如此一来，我们的确用上了所有的资源，给足了关注，因为移动到下一信息资源的成本很高。

但是现在，智能手机里装了几十个软件，手指敲击几下就能在互联网遨游，寻找新的信息资源几乎不需要成本，一秒钟不到就能切换一个软件，所以我们不停地从一个信息跳到另一个，速度极快，注意力不仅跟不上，反而越来越差。动物模型中，离开食物斑块的最优时间主要由外部环境决定，比如当前食物资源还剩多少，下一处食物资源有多远。但搜寻信息时，主要是由内部因素决定的，尤其是焦虑、无聊这两大因素不容忽视，甚至没到最优时间就可能离开。所以格萨雷和罗森担心"太多重要信息'被搁置'了"。

因为科技带来的新因素，我们的信息搜寻行为根本不考虑最优与否，于是落入矛盾境地。比起以前，能得到的信息越来越多，而吸收信息的能力却大不如从前。我们就像小松鼠，面前的松子越来越多——保存的文章、打开的浏览器书签、数不尽的群聊——但是依然很饿，因为失去了消化松子的能力。对信息的无限渴望，信息获取途径的优化，远远超过了我们消耗信息的能力。越堆积越多，就要坍塌，我们随时会淹死在信息洪流中，失去创造的能力和做好事情的能力。

注意力缺失的社会

　　任务切换的巨大代价，对创意思维扩散及选择性注意力的严重影响，我们深有体会，然而情况依然在恶化。切换任务时，注意力不会立即跟上，部分注意力依然停留在上一项任务，其实这会严重影响生产力。在论文《为什么完成工作那么难？》中，索菲·勒鲁瓦探讨了任务切换时注意力残留的危害。勒鲁瓦指出：如果让你分心的任务没有彻底完成，比如看了一眼邮件或群聊信息，但是没有及时回复或者解决，那后果尤为严重，思绪依然停留在未完成的任务上。注意力残留越多，后续工作表现越差。切换任务时，既会导致时间延迟，也会影响所有任务的成效。

　　就算没有立刻分心，持续注意力也维持不了很久，尤其是在刺激性不强、沉闷无聊的任务上，更难维持。何况如今沉闷无聊的门槛越来越低。格萨雷和罗森指出，我们"似乎丧失了什么也不做的能力，丧失了忍受无聊的能力。这样一来，就没时间反思和深思，甚至没时间单纯坐着，沉浸其中，让遐思把我们带到从未去过的地方"。独处时长时间的遐思对创意和思维极其重要，而我们却差一点将之驱逐。现代媒体和应用软件把我们牢牢套在其快速紧凑的奖励机制中，从根本上改变了我们对无聊的定义，它们很快造成新一轮无聊，我们越来越焦虑，越来越害怕孤独。

　　一般说来，除了运动、饮食习惯等因素外，滥用媒体和科技也会导致各种疾病，生理的、心理的。虽然年轻一代觉得自己更擅长处理多任务，也经常处于多任务处理状态，但他们的认知效果并不好。而且因为他们正处于需要专注于学习成长的阶段，认知效果或许更糟糕。学习新技能的时候，冥思苦想复杂概念的时候，更需要长时间集中注意力。只有刻意专注的练习，才能强化神经通路，但是注意力不集中时，会造成多个通路同时工作，最终一个都强化不了。成为多任务处理大师听起来像是很高深的技能，但是长期看来，其实很低级，除非是学习蒂姆·哈福德的慢动作多任务处理方式——一种放慢节奏、有意识的、不分心的处理方式，或者是索伦·克尔恺郭尔的轮作制度。不断地变换注意力，会对大脑造成负面影响，无法做到真正的深度工作和深度思考。

如何断联，做到数字极简主义？

纽波特指出，重新找回注意力时，我们"是以弱胜强，在跟各种机构对抗，它们如此富有，利用财富阻止我们获胜"。但我们就像《圣经》故事里的大卫，能够战胜谷歌、脸书之类的巨人歌利亚。要取得胜利，可以采用两种方法，它们相辅相成。一种是改善大脑，激活认知控制；另一种是改善我们的行为和环境，减少干扰。

长期以来，有人认为成人大脑是静态的，不会继续发育，这种观点已被证实并不可信。大脑终身具有神经可塑性，所以要改善大脑，激活认知控制，什么时候开始都不晚。而且方法途径很多，越来越多。甚至出现了各种新兴科技，比如神经反馈、经颅磁刺激能够直接精准刺激大脑神经细胞，改善睡眠、情绪、认知控制。但是，我们不必完全依赖现代科技，还有很多传统的非科技方法也能改善大脑，前面章节都有提及。

让大脑处于新鲜陌生的场合或环境中，比如旅行或者玩耍，已被证实能够刺激大脑可塑性。越来越多的证据显示，经常进行正念练习，比如冥想、反思，也能直接改善认知控制力。接触大自然，也是一种行之有效的方式。最后，研究证明最能强化认知控制力，也是最有助于心理健康和身体健康的，是运动。大量研究证明，这些休息形式都能增强认知控制力，让注意力集中。毫无疑问，高贵的休闲是保持头脑敏锐的最佳手段。

如果同时能改正一些行为，就更有可能打破让我们分心的事物链条。第一步是改善元认知，认清问题，承认我们备受煎熬，明白任务切换的高额代价。希望读完本书，你已经做到了这一点。接下来，要学会纽波特的"技术使用的哲学"，即一系列准则，决定哪些科技可以应用，哪些不可以。我们必须确定自己想用的电子工具，而不是盲目消费。

在《数字极简主义》中，纽波特督促我们"把线上的时间用在少数精心挑选、优化选择的活动上，选择对自己重要的事情，忽略其他"。跟其他休闲方式一样，其关键是知道自己如何分配时间和注意力。要仔细评估每一种新工具、新科技，如果它们能增加其他价值时才使用，而何为价值，我们说了算。

我们总误以为"多用途"等于"生产力"。但是，任何时候自控力有助于提高专注力，进而提升生产力。现代科技出现之前，亨利·戴维·梭罗也早已在《瓦尔登湖》中提出过此结论。他写道："所谓物价，乃是用于交换物品的那一部分生命，要么立即付出，要么以后付出。"虽然科技看似用处很大，但要得到手，需要交换更多"生命"。你准备用多少生命来交换应用商店里酷炫新颖的应用软件？

进一步说，多数人只考虑采用什么科技，而不是如何使用科技。使用得当，社交软件就是神器，否则就会彻底干扰我们的注意力，让人痛苦不堪。最简单却有效的方式，就是卸掉手机上的社交软件。你仍然可以在电脑上使用社交软件，享尽其利，但不必忍受社交软件的持续干扰，也不必担心开发商为提升移动体验特意设计的成瘾性。总的来说，一切让我们无法快速切换注意力的东西，都是好东西。纽波特恰好是计算机科学教授，他说我们应该"目光放长远，看到计算机的多用途，而不是当前时刻的单一用途"。

互联网是导致计算机成为多用途设备的罪魁祸首，但如果使用得当，也是科技最大的魅力。使用像 Freedom（本书撰写过程便用的）之类的断网软件和工具，设定互联网使用的限制时间，最开始肯定很令人痛苦，但却也最能提高效率，这的确证明我们有多依赖互联网。几乎所有戒瘾成功的人都会说：戒瘾是最痛苦的事情，极少有永远成功的例子，但如果能从科技中抽离片刻，就能找到失去的自由。

　　一开始肯定很痛苦，因为与我们的习惯和期待背道而驰，但我们可以断联，可以关掉推送提醒，可以退出邮箱账户、聊天软件账户、脸书账户，可以关掉互联网连接，开启飞行模式，甚至彻底关掉手机。

人物故事：蒂凡尼·什莱恩

美国企业家、导演

　　　　"每个礼拜，我们都会选一天关掉所有的科技设备，这样做彻底改变了我们的生活。每周都能让心灵复位归零。如果面前是花花绿绿的手机屏幕，时间都会用来做计划之外的事。"

　　你上一次在城市里出行时，用纸质地图导航，手写笔记，找人问路，是什么时候？上次一整天没摸电子设备是什么时候？对蒂凡尼·什莱恩而言，这些是上周的事情。

　　多年来，每周都会有一天，什莱恩和家人关掉所有电

子屏幕，她称之为："科技安息日"。每周五晚上，关掉
所有的科技设备，24小时后才重新开机。远离科技一整天，
这样做让她拥有了更多高质量时光，和自己与家人相处的
时光。每周一次的归零复位，也让她不再依赖科技。

　　每周休息一天，忘掉职责和工作，是自古就有的惯例。
科技安息日这种理念，源于犹太人安息日和休假的概念。
犹太人安息日是每周一天的休息日，也是不可侵犯的圣日，
时间从周五晚上到周六晚上，犹太人会休息庆祝，而基督
徒则是周日休息。在从不断联的世界里，这种宗教修行能
够振奋人心，改善人与科技的关系。

　　她们家是怎样开始践行科技安息日的呢？

　　第一次跟肯·戈德堡约会时，他就说自己会遵守安息
日，说自己周六休息庆祝安息日，还说这对他很重要。什
莱恩深受触动，因为他可是备受尊敬的机器人教授，看起
来很忙，根本没时间休息。什莱恩是威比奖创始人，这个
奖项是对互联网上优秀内容的认可；而且作为企业家、科
技爱好者，她更是无法断联。而戈德堡的潜心修行，深深
吸引了什莱恩。

　　最终两人步入婚姻，有了孩子。跟大多数人一样，他
们也步入智能手机时代，很快就被口袋里这台"超级电脑"

吸引，无时无刻不被信息和诱人分心之事包围。

2009 年，什莱恩的父亲去世，没过几天女儿出生。在生命中这个特殊又重要的时刻，科技干扰了她感受生命的重要时刻，她有点讨厌科技了。悲伤难过的那段时间，她所在的名为"重启"（Reboot）的组织策划了一次"拔掉电源日"活动——离开电子设备整整 24 小时。队友邀请她加入时，她也准备体验一下没有电子设备的生活。"所以我加入了，因为当时失去自己最大的牵挂——父亲，想了想生活中深爱着的其他人，明白要想过得开心，就得做点不同的事情。我们已经准备好找回当下时刻，参加活动的那天，感觉特别好，神清气爽，活在当下，所以决定每周都来一次。"

想象一下，24 小时不摸电子设备，不看电子屏幕。重新睁开眼睛，你会发现生活的城镇或城市陌生得像异国他乡，任你探索。不依赖 GPS，跟着内心的指引，更关注周围的事物，而不仅仅是找路。如果没法用谷歌搜索目的地，就得找陌生人或者咖啡店店员问路，寻求建议。你会发现，身边的人才是上天创造的最令人惊叹的科技。

断网需要做好准备。什莱恩会提前告诉家人和朋友，说她要断联 24 小时。有时候，她甚至会打印或者写下自己的安排，以及可能用得上的电话号码。万事俱备，全家人就会一起关掉电子设备，可能从特定时间开始，也可能周五太阳一落山就开始。

如果断网24小时，你会做什么？什莱恩建议，读一本书，修理花园，悠闲地煮一顿饭，去邻居家串串门，像个孩子一样玩游戏，独立思考问题而不是去网上搜答案，或者来一场长长的约会，就像约翰·菲奇第一次"科技安息日"那样。

在播客上采访什莱恩时，约翰受到启发，也想正式体验一把"科技安息日"，他和女友决定付诸行动。他们发现，最令人难以置信的是，时间慢了下来。在一起的时候，时光会慢下来，对任何关系都有好处。刻意远离让人分心的电子设备，必然能制造高质量的休息时间。

练习

来一次科技安息日

很多工作离不开屏幕。但你上一次关掉屏幕，享受外面的美好世界，是什么时候？没错，网络上有很多灵感，但网上看到的，很多是真实世界事物的参照。所以，给自己点时间，探索它的来源，发现新的经历和灵感。24 小时不带手机有点难吗？那就一步步来，先尝试一个上午或者下午。不必从周五晚上到周六晚上 24 小时关机，但可以在午饭后，或者只是在早上关机。远离屏幕，休息一下，能为你的重新回归酝酿灵感。

填补空白

　　增强认知控制力，养成良好的科技使用习惯，都很重要。一旦做到了，就会发现深层的问题：我们对科技的依赖，其实是为了逃避或掩盖另一个问题。"很多人，"纽波特写道，"滥用手机只是为了弥补空白，这种空白是因为缺少良好的休闲生活导致的。"因为缺乏高质量休闲生活，"所以一旦生活出现空白，就会无法忍受，而在喧嚣的数码世界里，我们可以无视这个问题"。因为忘记了如何休息，我们又回到了无聊这个问题上。社会心理学家艾瑞克·弗洛姆指出："无聊是一种焦虑感，因为觉得活动或经历缺少意义。"我们要么刻意为新的空闲时间赋予意义，要么很快放弃，重新愚蠢地用科技来避免空白来袭。也许比起以往任何时候，我们现在更需要找回亚里士多德的高贵休闲观，填补空白，为自己找到更多力量和意义，来跟日益增长的诱惑分心之事抗衡。

　　甚至也可以利用科技做到这一点。如纽波特所说，"某种程度上，互联网为休闲复兴助了一臂之力，因为人们比以前有了更多休闲选项"。他也提醒我们，不必抵触任何电子设备，只需要把之前被动消费的状态，变成更有意义的追求，促进高质量休闲。他还建议说，在真实世界，或直接人际交往中，很多物体和技术，都应如此。互联网是掌握技术、学习新内容的最佳手段。油管（YouTube）上不仅有萌宠视频，也有很多优秀的讲解视频，教给我们实用的生活技能。随着我们养成新的习惯或技能，自然就会不再无聊，不会"害怕错过"。新习惯或技能有助于我们专注自己的追求，而不是不停地切换任务。如此一来，通过培养更令人满意的休闲生活，塑造自己的休息准则，就可以改善使用科技的方式。

正确使用科技，与休息休闲相辅相成，会成为创意工作人员未来工作中的强大优势。

人物故事：布鲁奈罗·库奇内利

意大利时尚产业企业家

"你觉得每天前 5 个小时，跟每天的最后 5 个小时，是一样的吗？不，最后 5 小时人会很累，累的时候听不进去，而且做的决定也会有风险。"

这是意大利索罗梅奥镇的午餐时间。在咖啡馆里，面朝翁布里亚的群山峻岭，悠闲的人们正在享用美味的家常菜。他们撕开热气腾腾的面包，享受几道营养丰富的菜，细品着美味的红酒。笑声、讲话声不绝于耳，盖过意大利吉他弹奏出来的背景音乐。

这听起来像是欧洲夏季梦幻假期中的一幕，其实不过是布鲁奈罗·库奇内利员工的一顿日常午餐罢了。布鲁奈罗·库奇内利是意大利高奢的羊绒品牌，年收益超四亿五千万美元。

在尊重人格、培养而不是夺取灵魂的企业文化中，库奇内利员工茁壮成长。跟很多主管领导不同，库奇内利没有手机不离手，没有时刻查看超负荷的电子邮件。他不准公司任何人夜以继日地工作。他没有向团队提出各种要求，反而更关心如何继续保留提供给员工的文化津贴，好让他们学习新的手艺和技术。他崇尚安静有创意的公司文化，因为这种文化最终会反哺他们创造时尚产品。公司的道德规范中写道："整体素质，是每个人内在素质的总和，员工的生活质量、情感关系、私人生活，都是值得保护的财产。"

库奇内利说："过度工作就是窃取灵魂。"如果有更多领导像这样体恤自己的员工，会发生什么？库奇内利的商业实践，跟其他很多只追求数字，推崇人类极限的领导人，形成了鲜明的对比。我们应该向公司效益持续生长的领导学习。

Otium，源自拉丁理念，大概可以翻译成休闲、享受休息、冥想、参加宴会，以及其他的休闲行为，或者什么也不做。这些正是库奇内利个人哲学的核心。"冬天某个周日的下午，我在壁炉前待了6个小时，就只是看着火苗蹿动，思考。晚上之后，满脑子都是精彩绝伦的想法。"

对库奇内利而言，远离工作是为了更好地工作："在公司里，下午 5∶30 下班后，不可以发邮件。第二天早上，你的创意工作效率非常高。"他的领导风格就是善待所有人。对库奇内利而言，养成优秀的企业文化，跟工人不眠不休生产的产品一样，都很重要。

库奇内利警告我们："工作，不论是哪种工作，都不应该侵犯员工的生活、休息，以及寻找身体和生命之间平衡的时间。"

谢谢！库奇内利！

练习

引导他人合理工作，提升质量

你追求的是质量还是数量？如果是提升工作的质量，改善工作环境的质量——说实话，这是不被竞争淘汰的唯一途径——你可以学习库奇内利捍卫人格尊严的领导理念。你是否想过，你和团队什么时候结束一天的工作，并以此为荣？你会提供什么样的文化津贴去支持你的团队，让他们更有创意，更有趣，而不是把他们当机器一样对待。尊重团队成员的生活质量，能够增强团队的工作表现。这事或许微不足道，但关注自己的工作习惯，能让你的文化中有更多休闲因素。

休息一下。

手机开启几个小时的飞行模式，

关掉过去几天都不曾用过的浏览器标签。

未来的工作

2016 年 3 月，计算机科学界轰动一时。阿尔法狗，由 DeepMind 科技研发的 AI 项目，4∶1 打败了韩国围棋大师李世石。乍一看，这个胜利不足为奇，很多人甚至不屑一顾。毕竟，20 年前，国际象棋大师加里·卡斯帕罗夫曾被 IBM 的深蓝计算机（Deep Blue）打败。但两件事意义大不相同。跟围棋相比，国际象棋的选项和变化形式不多。只要计算机性能足够，就可以搜索能走的每一步棋，选择最优对策。深蓝计算机没有什么特别智能的地方，不过是使用蛮力搜索的机器。

围棋不一样：大大的围棋板上，游戏规则却很简单。但正因为规则简单，真正下棋时才能出现更多可行策略，反而更复杂。因为没有限制，也就出现了更多策略的可能性。仅仅是走两步棋之后，就可能出现 129960 种可行方案，而国际象棋只有 400 种。每一步下来，这种差距也呈指数级增长。围棋板上的变化总数是 10^{171}，远远超过宇宙中原子弹的变化总数（原子弹的变化总数大约是 10^{80}）。即便是再厉害的计算机，也无法做到用蛮力搜索。而要打败李世石，阿尔法狗得足够聪明才行。就像真人选手一样，阿尔法狗必须在"脑海里"制定决策，决定追求什么放弃什么，这需要真正的人工"智慧"，而不仅仅是执行预设程序的计算机"智能"。DeepMind 不仅研发出这种智能系统，而且远超人们想象，这一点震惊了整个计算机科学界（及围棋界）。

做出如此成就的负责人之一就是大卫·席尔瓦，他是 DeepMind 的首席研究专家，也是阿尔法狗团队负责人。战胜李世石后，席尔瓦没有停下脚步，立刻转去进一步研究 AI。后续升级版本的阿尔法零，性能更强，也更通用（当然也能玩其他游戏，比如国际象棋）。阿尔法零的起源故事对我们是很重要的一课。接受莱克丝·弗里德曼采访时，席尔瓦说："我可以准确地想起我是什么时候萌生阿尔法零这个想法的。"果不其然，是在休息的时候。

"其实是度蜜月的时候萌生的想法，"席尔瓦解释道，"那是我最放松的一段时光，特别享受的时候，突然'砰'的一下，阿尔法零的算法就出现在我脑海里。"席尔瓦认为，休闲时刻想到阿尔法零，绝非偶然："很多科研人员完全沉浸在研究中，24 小时全年无休尝试新想法，对他们而言，这个事件给我们上了一堂课。"席尔瓦说得没错，而且不仅在科研领域，任何领域要想提出新理念，就必须时不时后退一步，从工作中脱离。在未来，AI 不仅会在游戏竞赛中打败我们，还会取代人类的很多工作，要保持竞争力，不被淘汰，就要学会休息。

人物故事：李开复
中国台湾人、AI 专家、风险投资家、作家

"我们生来不是为了做可重复的常规工作的，而是为了创造，为了爱。"

"只要孩子有时间我就休假，而不是我有时间才休假。"

在职业生涯的大部分时间，李开复都像机器一样工作，而且以不眠不休的职业道德为荣，特别讨厌休闲放松，视其为懒惰的罪行。对他来说，每周执行 80 小时工作制是常态。凌晨两点，他起床查看邮件，回复国内外同事的邮件，大家都认为他很勤奋，而他的成就正是努力的最好证明。

大学时期，李开复开发出了 Sphinx 系统，这是第一个非特定语者连续声音识别系统。之后，他在苹果、微软、谷歌等企业主导 AI 研发，之后投资创办了闻名遐迩的创新工场（Sinovation Ventures）。

回顾他的习惯，李开复承认自己的职业道德很疯狂："几百年来，每一天，人类醒着的时刻都在工作，用时间和汗水换取金钱、住所、食物，"他反思道，"我们深陷在这种文化信仰体系内，而且推崇这种交易。很多人习惯了从日常工作中找到自我价值感。我必须承认，我就是心甘情愿地被工作狂的概念洗脑了。"很长时间以来，李开复把工作排在家庭前面。2013年，他确诊患上第四期淋巴瘤，医生说他只能活几个月了。

"我突然就真的只能活几个月了，"他回忆道，"在那段充满未知的岁月，我思考了很多。我开始明白，用工作成就来衡量自我价值，是何等愚蠢的事情。我完全错判了事情的轻重缓急。我忽视了家庭。父亲早已去世，母亲患有痴呆已经不认识我了，女儿也早已长大。"幸运的是，他的癌症已经基本康复，在治疗期间，他的想法发生了改变，也让我们了解，在他参与创造的 AI 世界里，人类的目标是什么。

接受安德鲁·米克曼采访时，李开复分享了自己的看法："生病让我想到工业革命时期，因为工业革命后出现的流水作业线的确取代了手工艺人，人类开始努力工作。"但正如我们所看到的，这种想法并没有在工业革命中停下来，反而遗留至今，让李开复，还有很多其他人，走上了过度忙碌工作的道路。他意识到他"把自己变成了机器"。但以后不会了，AI 能够代替机器工作，而李开复由衷地认为，我们很快就能看到机器会学习，机器人能够为人类创造数百亿的财富。

数百亿的财富，这绝非小数。这种科技进步能够重构全球经济，改变就职架构。这些巨大变化指日可待，正如李开复所说，人类会有更多的休闲时间："重复性日常工作将被机器取而代之，所以我们可以腾出双手，有更多休息时间。"然而应该如何投资这些时间呢？

"人类必须做些其他的事情，"李开复说道，"我们的专长是创造，能够有谋有略地应对自己与他人的关系，拥有自己的喜好。这些才是我应该做的事情，我应该帮助他人，让他们明白自己该做什么，而不是做重复性的工作，找到自己的喜好，拥抱创意和同理心，我觉得，在 AI 时代生存，不仅要与 AI 共存，还要找到人类前进的更好定义和意义，这才是人类的希望所在。"

与死神擦肩而过，让李开复对曾经倾注心血的科技领域有了全新看法。他相信只要重视爱和创意，就不难解决我们和 AI 的关系。在《AI·未来》一书中，李开复说："我们发明东西，我们赞美创意。在科技进步、治愈疾病、撰写著作、创作电影、讲述故事，做各种工作上，我们极富创意。"李开复强调，AI"无法取代关爱型工作"。他对此很有信心。"人之所以是人，不是因为常规工作，而是因为我们爱的能力。"

李开复对人类爱与创造的认识，会让我们在未来能够跟智能机器友好共处，他鼓励大家，为未来工作找到更多样、更愉快的途径。"如果要重新建造世界，我们应该感到高兴，因为机器可以代替我们从事重复性常规工作。而我们可以更好地投入思考、发明、创造、社交、娱乐、爱好中去。"创意性的工作正在以各种方式重建。如果亚里士多德今天还活着，看到当今的科技进步，相信他会看到人类重新找回高贵休闲那激动人心的时刻。

AI 的影响不再只是登月计划，而是已经应用到很多商业活动中，而未来更多是创意性而非烦琐性工作。李开复坚信"今天出现的其实是远胜于人的超级优化器，能够代替人类分拣库存，发放贷款，维护客户，电话营销，整装组合，辅助助理，处理破产，法律援助，而且做得比人工更好。AI 可以接手这些工作，让我们有更多空闲时间，做自己真正喜欢、真正擅长的事情。这是我们有生之年的机遇，而不是电脑变成超智能的炼狱"。让我们抓住这个机会，培养自己的休息准则，把精力投入到创造潜能上，做好准备，迎接后 AI 时代的就业市场。

练习

审视自己的创造性技能包

反思一下自己的工作：新兴科技会取代你工作的哪些环节？哪些环节需要创意？思考自己的技能包，考虑要把自己的资源（时间、精力、金钱）投入哪些地方？是在你独一无二的创造力上，还是可以被自动化取代的地方？（那些以 Excel 表格才能自豪的人，可能需要停下来认真思考了。）你乐在其中的创意性工作（有些你可能认为是休闲活动）正是你应该加倍投入的地方。开始着手这些事项吧，因为要在 AI 时代找到理想的、有意义的工作，创意和人类的独创力是关键。

与 AI 一起茁壮成长

看看现在的就业环境，越来越多的人属于知识工作者。专业人员的工作需要思考和创意，而不是通过手工、体力劳动贡献价值。大多数知识工作者是领域专家，不管他们是通过高等教育、直接实践，还是两者相结合而最终变成专家的。但是知识工作者大多数时候用不到自己的专业，不会做他们"专业"的事情，相反，多数时候他们在做一些无聊的重复工作，比如管理工作，比如收发资讯（没有人是专业收邮件或聊天的）。这些工作迟早会被 AI 或其他自动化工具取代。这些工作的时日不多了，如果我们不做出调整，寻求更多创意，更凸显专业，人类早晚也会被取代。

如果你的工作要依照规则或说明进行，那你一定会被机器，或者被更廉价的劳动力取代。不是说你的工作容易，而是它在未来价值不大。所以，要想保有价值，最明智的就是在 AI 做不到的事情上加大投资。深度学习非常有用，这也是 AI 目前最重要的形式。但其核心本质，无非是在大量数据中进行数据分析的版本升级。科学家认为，围棋、国际象棋是"完美的信息博弈"，玩家清楚了解其中每一枚棋子，比赛中 AI 能得到一切信息，寻找最优路径，取得胜利。但是在真实世界，尤其是跟人类创意和智力有关的活动中，没这个条件。AI 能做很多事，但做不到像人类那样以旁观者角度审视普遍规律和已知信息。真正的创意总是以特殊的"旁观者"形式出现，所以要想找到相关创意，就要先"旁观"。

而我们天生就会后退一步，思考问题所在，并做出对策。我们可以放弃，接受有些东西不再为我们所用，无法让我们重塑自我。计算机科学领军人物艾伦·凯说："有些时候，我们开创未来的能力，不是我们学到的能力，而是放弃的能力。"整个历史中，变化是一直在进行的，不过变化速度也在逐渐增加。学会放弃，就能接受变化，并在下一轮科技潮流中，抓住新的机会和手段。

与 AI 共存，就要学会如何学习，而不是遵守规则。要跳出一些无意义的约束，创造自己的规则，打乱游戏，把不相关的节点连接起来。必须习惯不确定性，让创意引导自己。不管你从事什么行业，应该学习即兴表演的爵士乐，而不是模式严格的古典乐。

本质上来说，你一定要抓住自己的个性。从工业时代流水线起，我们就学会了像机器一样工作。如今，要和机器共存，要首先把忙碌这个接力棒丢掉，开发自己独一无二的技能、特征、天赋。幸运的是，我们已经拥有这些东西。

人类能干一番大事

李世石被阿尔法狗打败后，很多围棋选手备感受挫。但随着最初的震惊日渐消散，也出现了好的发展。最初五场比赛中，阿尔法狗明显跟人类选手表现不同。不时有评论员称，不确定 AI 是否会犯致命性错误，或者走一步高招之棋。可以肯定的是，人类选手无法预测 AI 的招数。但很快，人类选手开始分析阿尔法狗的游戏风格，把 AI 当成新的培训伙伴。实际上，李世石在五场对决中只赢了一局，关键在于其中一步（观众称之为"神之一手"），他承认，如果不是阿尔法狗成功非凡的风格把他逼到墙角，强迫他寻找"超人类"的对策，他绝对想不到那一步棋。自那一年，很多专业围棋选手在机器下棋风格中找到了无数灵感，用来更深入地理解游戏。

　　知识型工作中，战略是核心要素。策略的制定与升级要用到发散思维（想象力、高瞻远瞩的能力）、聚合思维（钻研能力、注意力集中的能力）。目前的 AI 应用和系统很擅长聚合类工作，专家称之为狭隘的 AI，它擅长处理特定专业任务，却无法把知识扩展到其他陌生的任务或情况中。狭隘的 AI 可以把特定范围内的所有节点连接起来，但这依然是人类的功劳，因为只有人类才能运用发散思维，能够聚焦、制定策略，把相距较远的节点联系起来。在不久的将来，狭隘的 AI 将飞速进步，但很多专家怀疑 21 世纪中叶能否出现广义的 AI。要做一番大事，可能还需要很长的时间。我们要关心的，是如何最大化利用这些新工具的专业能力，创新应用方法，利用它们的成效，找到自己的"神之一手"。

　　要做到这一点，就必须反思 AI 设备的可能性，采取措施将其改进、整合、转化成新的内容。我们今天已经对此有所目睹。DeepMind 邀请阿尔法狗团队和其他类似项目团队的专家成员，解决各种现实中的问题，比如眼科疾病的快速诊断，优化谷歌数据中心的制冷问题，减少了30%的能源消耗，也让我们更好理解人体内的蛋白质折叠问题。

　　今天的 AI 是一种优化器、推动器。AI 无法做出决策，无法跨领域，不能利用直觉解决陌生情况的问题，也无法高瞻远瞩。但人类可以。而且我们还能利用 AI，在其帮助下，把只有人类能做的事情做得更好。

人的共情力

你觉得智能语音助手 Alexa 或 Siri 能体会你一天的劳累吗？不能。理解分享彼此的感受，看似简单的行为，是人类交际和关系的基础。不管是给朋友暖心建议，还是和同事维系关系，同情心是人类进化史中植根已久的技能，对团结协作很重要，而机器做不到。

情绪和境遇是独特的存在，只有体会到才能懂。虽然 AI 系统能够区别笑脸与哭脸的区别，这种对人类情绪的浅显理解，虽然很厉害，但其实不过是根据视觉线索和大量样本数据进行比对分析。人类的情绪要复杂得多，有喜极而泣，也有强颜欢笑。又回到了那个话题：信息有限时，人类可以利用直觉。人际关系和交际，不像国际象棋或围棋，是很混乱的，绝非简单的信息博弈。很多时候，我们连自己的情绪都搞不懂，更何况他人。而且，识别情绪是一回事，但理解情绪的缘由，了解情绪的细微差别，做出合理的反应需要同理心，这是机器做不到的。机器是依托统计学和大数据的方法运作的，但人类天生就有同情每一个个体的能力，这是无法比较的。情感直觉赋予我们理解和同情他人的能力，而 AI 系统则根本没有这种概念。但借助 AI，我们可以把这种能力发挥得更好。

　　跟新技术融合，利用新技术完成单调平凡的工作内容，我们就能发挥自己独特的技能，做好自己擅长的工作。马克斯·弗伦泽尔曾经主导研发AI产品，帮助财务分析师深入分析大量新数据。有了新的工具，财务分析师寻找分析相关数据的时间减少了90%。从常规工作中节省下来的时间，如今可以投入真正重要的工作上，充分使用自己的技术、创意、人脉。分析师没有把AI看作劲敌，而是当成有效的合作者，让自己的工作再创新高度。

　　再来看看医学专家和律师，这两种可谓典型的"专家职业"。他们有多少时间是浪费在管理工作或搜索工作上，又有多少时间是用在病人咨询，或者深入了解客户及案例上的？现代医院有时就像是工厂，病人像是传送带上标准化的元件，一站一站快速扫描，确保他们进入特定的窗口，

然后继续往前。试想一下，如果 AI 帮助医生节省了 90%
的常规工作时间，用于跟病人面对面治疗，或者只是简单
休息一下，而不是一上班就上 30 个小时。如果人类做人类
的工作，机器做机器的工作，那医疗标准会提高多少？

2020 年，AI 年度圆桌会议上，有一份名为"人工智能
与亲密关系"的报告，阿斯本研究所引用 Siri 首席技术官、
联合创始人、设计组长汤姆·格鲁伯的话："AI 的新角色
是帮助我们成为更好的自己。"这份报告也提及了放弃的
重要性，接受无知的重要性，分享了麻省理工学院教授雪
莉·特克尔有关同理心的观点："'我明白你的感受'不
是同理心，认识到无法感同身受才是同理心。"这种意识
是在反思和怜悯的基础上，需要人类特有的能力。但是借
助 AI 能够有更好提升。

人类是馆长

写这本书的时候，马克斯依然是日本 Qosmo 株式会社
的全职员工，这家会社位于东京，从事创新计算研究，把

AI 应用到艺术、音乐、设计上。公司的首席执行官德井直生，是庆应义塾大学创意计算专业副教授，他喜欢用文学的例子解释 AI 在创意领域的影响和潜力。在短篇小说《巴别图书馆》中，阿根廷知名作家豪尔赫·路易斯·博尔赫斯虚构了一家巨大的图书馆，里面每本书有 410 页，一本全是字母 "a"，一本全是字母 "z"，还有其他的字母组合。这些书大多数毫无意义，但埋首于这种超乎想象的图书馆，本身就是一部惊人之作，它融合了诗歌、真实或者想象的国家历史、突破性的科学研究、自己过去与将来的生平，甚至还有你手中正看的这本书。图书馆里有一些已经写出来，或者还没有写出来的书（当然，假设它满足 410 页）。[①] 问题是，这些书都是乱序的。

为什么这个故事很有趣？又跟我们有什么关系？因为我们所创造的每件事中，都有类似《巴别图书馆》这样的东西。哪怕只是在想象中，也存在一个图书馆，里面有各

[①] 假设每一页有 30 行，每行有 60 个字，一本 410 页的书可能会有 $30 \times 60 \times 410 = 738000$ 字。保守估计英文有 26 个字母（不区分大小写），数字 0 到 9，只把句号、问号、感叹号看作标点符号，加上空格，总共 40 个特殊字符。也就是说，图书馆里这本书的总字数有 40^{738000}，粗略估计 2 后面有 120 万个零。如果你是作者，担心有趣的故事已经写完，就再想想，记住这些数字。其他艺术家，比如画家、音乐家，会比作家这 40 个左右的字符有更多创意自由。我们的创造能力永无止境。

种图画、各种软件程序、各种音乐编曲、各种商业计划。创作的时候，我们其实就困在这种巨大的图书馆里，寻找适合需求的碎片，这时就轮到 AI 和深层学习介入了。或许人类历史上没有其他工具，比机器学习能更快、更准确地在这个图书馆中搜索，我们只是刚刚踏上这个旅程。AI 能够帮我们找到想要的，让混乱不堪的图书馆变得有条理。然而，要找什么，找到后留下什么，依然是人说了算。AI 只是勤劳能干的图书管理员，而我们才是馆长。哪些是艺术，哪些是废话，我们说了算。

Photoshop 和其他数字化图形设计软件的出现，看似对立，也不会突然淘汰设计师。决定转而利用新工具的人，会发现自己比以前更容易有所提升，能够更快地找到可能的设计空间。软件做不了设计，也不能判断什么设计更好，软件只能让设计师去探索更多，完成更多。

AI 并无不同。画家研究笔刷、画布，精修线条；钢琴家研究精致的乐器，练习技能；AI 研发者也会研究这个系统，研究如何操控，才能让 AI 实现自己脑海中的创意成果。AI 和神经网络不是创造者，它们不过是笔、笔刷、相机、小提琴、凿子等，是工具。因为复杂、新颖，所以看起来像魔法，甚至像全自动的设计师，但最终，它们不过是人类创造者手中的工具。

　　谁能够接受这些工具，利用这些工具，谁就会发现新的创意形式，能够培养更多同理心，能够有更多时间思考大事。AI 只是有无限潜能的新工具，如何利用取决于我们。

软实力才是硬通货

　　夏令营指导员带孩子去野外游玩，借此培养他们的能力；青年一代去养老院慰问，让老人感受到关爱；互助小组在舒适的环境打开心扉，治愈心伤；整个社区去城市曾经的荒野之地种树。这些活动都被称为课外活动或志愿活动，但它们其实是最高贵的休闲形式，在未来的工作中，它们的价值自然会显现。这些活动不仅仅是志愿活动，还体现了人类关心他人，为社会创造价值，为世界贡献更多积极能量，最终找到自我的意义。如此一来，年轻人会更理智，老人乐于分享智慧、找到价值，人类不再孤立，而是越来越团结，自然和现代社会更加和谐。为什么不能给报酬鼓励这些行为？与其把"欢乐时光"当成工作一天之后逃离人际的窗口，不如把课余活动变成欢乐时光，填满每一天。

担任动物投资（Animal Ventures，主攻供应链自动化的科技公司）风险投资人期间，约翰·菲奇为福布斯百强企业领导提供咨询，指导他们应对自动化对工业的冲击，未来如何投资劳动力。他的建议很简单：让员工成为想法的设计者。

不论是亚马逊、苹果那样的大公司，还是当地的面包店、印刷店，乃至线上自由撰稿人，每个行业都有它的供应链。这大体分成四个阶段：设计、制作、协调、交付。举例来说，销售环保理念服装的电商企业要先设计衣服，用原材料做成服装成品，协调好与各种经销商的库存情况，最终把产品送到付款的顾客手中。律师要先设计自己的论点和立场，起草所有合法的文件，和研究伙伴协调各种资源，最后为客户提供法律服务。随着自动化设备的出现，有 3 个环节：制作、协调、交付，已经被机器取代。

假如是你经营这家服装企业。如今机器人已经可以完成制作生产，机器学习算法能够协调、规划所有材料的路线，为所有的供应链伙伴提供预测，而无人机和自动驾驶汽车可以把产品快速地交付到顾客手里。

　　但只有设计没被取代。"设计"需要人特有的品质，比如沟通、同情、创意、面对未知的战略思考、质疑、梦想。这些一般都被称作"软实力"，但不要被名字欺骗了，在 AI 和科技让机器能完成很多任务的时候，这些软实力才是就业市场的硬通货。

　　正如我们所见，成功人士的成就不在于从事单调重复的任务，而在于突破性的想法和创意。伯特兰·罗素和特里·鲁道夫不是因为按时上交经费申请而闻名于世，而是因为对哲学、科学的贡献。贝多芬、柴可夫斯基、爱舍伍德等，也不是因为擅长借鉴艺术家前辈的音乐而招人喜爱的。迈克·曼西亚斯、菲拉斯·扎哈比，也不是因为效仿别的教练，才成为知名教练的。爱丽丝·沃特斯、马格努斯·尼尔森之所以成为世界名厨，绝不是因为他们擅长采购原料，或者善于排班。

　　他们最大的贡献在于他们的设计、创意、玩乐、愿意犯傻，在于他们跟其他人的连接上。是的，他们明显都具有"硬实力"，普通人也一样。但让他们与众不同的，是他们如何利用软实力，发挥自己的才能。

　　希望此刻大家已经彻底明白，只有合理利用各种各样的休息形式，才能推动设计工作和酝酿环节。所以，不要为自动化的出现而焦虑不安了，应该做好准备利用这些巨大的变化。如果现在迈出正确的一步，不再像机器一样工作，就能够拥有得天独厚的优势，把自己定位成机器的理想搭档，随着新环境的进步一起成长。要升级游戏，就要先重构自己与工作（和休息）的关系，就像大卫·席尔瓦——阿尔法狗算法上的批判性设计想法，是他休息放松时想到的。必须承认，休息和休闲不仅仅是努力工作的奖赏。

　　未来的工作中，休息不再是"很开心能拥有"的东西，也不再是慷慨雇主用来吸引或留住人才的有效法宝。人类特有的能力、技术、天赋才是我们最大的竞争力，而这些优势只有合理休息才能实现。所以，休息跟灯、无线连接一样，都是工作必不可少的。我们拥有智慧，而 AI 没有，但智慧需要空间来培养。作为个体，作为领导者，空间的创造取决于我们。

人物故事：斯蒂芬·阿斯托尔

美国企业家、作家

"员工希望每周用70%的时间工作，30%来享受吗？荒谬至极。"

"是时候别再盲目追求忙碌，更明智点地利用时间，制定决策吧。"

圣地亚哥，七月某天，天气晴朗，下午1:30。虽然这个城市的多数上班族可能已吃完午饭，开始查收邮件，准备下午的工作，但塔浆板（Tower Paddle Boards）的全体员工已经下班，跑去海滩上放松，享受生活。这天不是公司放假或团建，而是公司很平常的一天。每年6月到9月，这家公司就实行5小时工作制，从早上8:30到下午1:30，让员工有足够时间休息，充分享受夏天额外的日光。公司官网上写着："我们的工作时间，甚至都好过多数人的度假时间。"

斯蒂芬·阿斯托尔是公司的创始人兼首席执行官，他坚信休息很重要，而且把5小时工作制奉为公司文化。在《五小时工作制：另一种活法，解放生产力，找到幸福》一书中，他讲述了自己是如何发现 5 小时工作制很成功的，并指出其他人也可以做到。阿斯托尔启发我们重新思考工作时间，就像 100 年前亨利·福特做的一样。"8 小时工作制，只是出于对身体，而不是精神的考虑。"如今世界的工作是以思想为主的，所以阿斯托尔和他的公司宣布 8 小时工作制已经"过时，跟现在高产的知识型工作环境严重相悖"。所以公司改为实行 5 小时工作制。

塔浆板公司从上到下，从实体店到客户服务部门，都实行新的上班制度。有些企业老板可能会担心这样做后果不堪设想，引起客户不满，但阿斯托尔并不这么想："即使在及时行乐的现代社会，也没必要忙碌一天。有空时沟通即可。"他是对的。从 6 月到 9 月，实行新政策短短几个月，其实是最忙碌的月份，完成了年收益的 70%。"虽然我们的工作像兼职，"阿斯托尔强调，"但生意绝不像兼职。"5小时工作制并不是让你懈怠或者少做工作，而且恰恰相反。"时间越少，产量不仅不会减少，可能更高，生产力毫无损失，只会增加。"

工作时间越短，越需要专注，需要头脑清醒，养成阿斯托尔所说的"生产心态"，找到重点，条理清晰。他说大多数人花在思考工作上的时间不够，更多是直接工作："5 小时工作制强迫员工优先处理最有价值的任务，从而形成自主时间管理。"人为地限制工作时限，迫使员工重新审视自己的做事方法，解锁更高生产效率。如果方法得当，就能养成良好的职业道德和休息准则。阿斯托尔相信，这样工作时间可以减少 30%，而效率丝毫未减。"人不是机器，在办公桌前坐了 8 小时，不等于你工作很高效。"他还指出，另外一个（经常被忽略的）因素："幸福感促进生产力。时间越少越宝贵。"塔浆板公司的成功说明了一切。2014 年，《圣地亚哥商业杂志》评价其为当地发展最快的私企；投资人马克·库班称其是自己在《创智赢家》真人秀上最好的投资。2016 年，虽然只有 7 名员工，每天只工作 5 小时，该公司却创造了超 1 千万美元的收益。

　　5 小时工作制提高的不仅是工作效率，企业精神也得到提升。阿斯托尔认为这对员工和雇主都有好处。塔浆板公司不仅允许，而且鼓励、支持员工开展副业，培养爱好。"企业家就像船长，要鼓励员工开展副业，体验自由感。遗憾的是，很多老板阻碍员工追求自己所爱，只想提高他们的技能。"天才都会钻研自己喜欢的东西，如果积极鼓励，人人都是赢家。员工经济压力变小，动力增加，创意变多；

雇主就能够留住更多人才，得到更多创业的经验技术。休息能大大提升企业家精神、志愿者精神、社区参与度，以及终身学习能力。

面对形形色色的休息形式，要注意合理平衡，深思熟虑。阿斯托尔也毫不犹豫地承认，5小时工作制并非一直有用。公司之所以没有一年四季执行这个制度，是因为他注意到为了完成任务，员工多选择独自工作，这有助于工作效率，但不利于培养传统工作中长时间相处带来的团结精神。所以除了这几个月，他们依然坚持传统工作制，从早上8:30到下午5:30。就算是夏天那几个月，如果临时有事，大家也要偶尔延长时间下班。不过这只是特例，而非常态，所以很容易做到。"必须明白，跟朝九晚五一样，有时你也想或者需要加个班。但能在下午1:30离开办公室，去冲浪，去接孩子，也可以，工作和生活并不冲突，都是生活的一部分。"

短时工作制并不适合所有人。有些人根本意识不到自己已经变懒了，因为每天都被要求待在办公室8小时甚至更久，而有些人不愿意放弃这些旧习。想要融入阿斯托尔的公司，就必须摒弃旧习，专注跟效率有关的事情，放弃其他不相关的事情。身为雇主，阿斯托尔必须强硬，让员工明白工作时间减少，不等于工作不要成效。他必须教会员工生产心态，明确预期值，坚持执行，必要时可以开除员工。不过愿意拥抱新工作方式的员工很多，正如阿斯托尔写的那样："我们不用接受过去的一切，也不应该接受。"

练习

严格截止日期，正确解放更多时间

试试人为地设定截止日期，严格限制自己完成特定任务的时间，比预期时间短一些，然后审视工作，思考如何在相应时间内完成工作。这样一来，你不得不思考工作方式，让工作更系统、更有条理。如果你是创业者，思考一下如果必须实行 5 小时工作制，你该怎么做。如果你够大胆，试试学习塔浆板公司的经验，加以执行。

重建高尚休闲文化

为更好地应对未来工作，就要评估个人习惯和行为，改进休息准则。但不光是个人层面，更应该上升到全民层面。我们要看到社会、社区、公司里的挑战和机遇。总的来说，必须孕育一种重视休息的文化。

人性面临诸多挑战：全球变暖、自然破坏、经济动荡、社会动乱。要应对挑战，必须明白我们如今生活在创新驱动的经济体中，全球新的模式和实践可以帮助我们顺利过渡到未来。现代科技变化的节奏恰恰说明：我们的健康、生产、分配、精力（简单列举几个）会发生巨大变化。适应这种变化绝非易事，但人人有责。

2018 年，世界经济论坛提醒我们："抓住过时的观念思维不放，乱修乱改当前的做事方法和习惯，是行不通的。相反，我们应该从头进行设计，才能充分利用新机会，避开今天见到的各种干扰。"充分调动自己的游乐心态，敢于去想幼稚可笑的点子，敢于设想"如果"，给自己的精神以时间、空间，去反思各种可能的结果，酝酿可能的解决办法。要忘掉过时不适应现代社会的模式和心态。

　　很多明智的知识型工作者已经意识到这点。他们的目标不再是追求更高的薪资，金钱对他们来说，不过是购买时间的工具，而他们的工资也是按小时计算的。很可惜，即使是在看似高薪的行业，时薪也很低，所以无怪乎很多有才的人辞职，去当自由职业者。在自由职业的世界里，不管是从业者还是客户，都达成一致：唯一事关重大的是工作成效，而非工作时长。可惜有些传统雇主强烈反对这种说法。一些人知道按自己的节奏来，能用更少的时间做更多的事，所以选择自由职业，最终不仅收入翻倍，工作质量也倍增。未来的工作中，生产力与休息的关系不再是"有此无彼"，而是"相伴相随"。

　　幸运的是，越来越多的领导者已经明白，过度工作不休息对企业危害极大。有些领导，比如斯蒂芬·阿斯托尔，率先做出改变。贝斯卡（Basecamp）公司的初创者，《重来3：跳出疯狂的忙碌》一书的作者贾森·弗里德和戴维·海涅迈尔·汉森，是公司里面最会休息的人，能够帮助领导们思考如何让公司更和平。"把公司当成产品后，就能找到各种发展机会。明白工作具有可塑性之后，就能做出更新、更好的东西。对公司要像对产品一样进行管理。"用这个透镜审视所有的公司文化，你就会发现，公司就像软件产品，需要修补漏洞。如果明白习惯和期望会啃噬公司文化，带来不必要的压力，也就到了更新公司文化软件的时候。

阿斯托尔、弗里德、海涅迈尔，这些领导者都已走上正道。我们需要普及这种文化，使其真正发挥作用。有的公司正在引入无限假日或类似的福利政策，但如果文化大环境不变，很多人就会不敢享用，也不敢相信这些政策。

尤其在美国，开放的假期常常会匆匆结束，因为一些员工有意或无意中，想展示自己工作高效且努力。所以原本好心的政策，反而变成了焦虑、倦怠的新来源。从管理者角度来看，"强制"休息，比如全公司放假，可能是当前文化环境下最好的方法。措辞很重要。与其说"晚7点后不用查收邮件"，不如说"晚7点后禁止查收邮件"。不要说"需要度假就去"，"需要"二字让人觉得，这是承认自己很需要休息，没人乐意。

管理者要重视这个问题。筋疲力尽的人，不仅影响自己，也会影响同事——影响别人的工作动力和效率。很多时候，团队里不是只有一个人筋疲力尽，如果一个人很痛苦，其他人也会一样。我们，尤其是领导者、管理者，一定要挖掘背后的原因，确保团队开心，有创意。

"在身体健康、生态领域，"珍妮·奥德尔在《如何无所事事》一书中指出，"无法遏制其成长的东西，一般会被认为是寄生物或致癌物。然而在我们居住的文化中，只崇尚创新增长，却不看重循环再生。仿佛没人觉得维护或关爱同样有成效。"尤其是企业家，更容易陷入成长心态。虽然增长是必须有的，但在工作中，还是需要退后一步。一如既往，平衡是关键，所以设定现实目标和预期很重要。要怎样才能知道自己在做什么，知道什么时候才够？

　　每个人都很特别，所以大家都很珍贵。最成功的合作是人们彼此互补，把不同的技艺、观点、理念融会到一起。可惜很多公司认为大家都一样，这是工业时代另一种有害残余思想，但我们依然不愿摒弃。"有个好的经验法则是：任何一种让你感觉不好的环境，都是错误的环境。"罗莉·海尔格在《一个人的狂欢：内向性格的力量》一书中如是写道。我们要更清醒，问问自己的工作环境是助力还是阻碍。如果是阻碍，要么重塑环境，要么找到更适合的新环境。能够以自己的方式、自己的节奏、自己的时间，灵活地完成工作时，每个人都有机会释放自己的全部潜能。

　　可惜我们生存的社会，依然视忙碌、压力、过劳为荣誉勋章，以此证明我们有多成功、多重要。但作为企业家、管理者、个人，如果只是因为投入了大量的工作和时间粗制滥造，就觉得自己高产高效，就会变成危险的恶性循环。通常，我们因为害怕，或者因为懒惰或舒适，不敢质疑现状，质疑所谓的社会规范，所以沦为平庸之辈。

其实本不必如此。我们可以从平庸中走出来，打造高贵休闲的文化，让生命获得成功，充满意义。这种文化能让我们与未来的工作共同成长。不过也不必为了获取这种文化的果实，就等待未来到来。在本书接近尾声之际，我们想分享三个人的故事，他们都接受了这种文化转变，并分别在个人、公司、社会层面获得了成功。

人物故事：皮特·阿德尼

（又名金钱胡子先生）

美国退休人员、财经博主

"如果用金钱换取自由，那人就会一直工作。人应该从事自己擅长的工作。纵观社会的诸多有成就者、世界领袖、优秀企业创始人，我发现很多已经获得成功的人，依然在工作，因为工作对他们意义重大。"

　　啊，退休，工作多年后的完美归途。最终，所有辛苦劳动都有收获，可以有时间做想做的事。但你真的想到了六七十岁才做这些事吗？一项叫作 FIRE（财务独立，提前退休）的活动不知你知不知道。其实他们相信你可以更早退休，今后有大把日子可以享受。这项运动里最重要的声音来自皮特·阿德尼，他以金钱胡子先生为名发表了很多财经博文。

　　2005 年，阿德尼 30 岁时就退休了。他没有继承巨额财产，没有创业或其他什么让他暴富的经历。他只是个普通人，工作也很普通。退休之前，他和妻子都是软件工程师，平均每人年薪不超过 7 万美元。让他和妻子与众不同的，是他们勤俭节约，疯狂省钱，把税后工资的一半投入基本的指数基金或保守型资产投资中去。退休时，他俩已经攒了 60 万美元，还有一套价值 20 万美元的房子。他们的储蓄足够阿德尼和家人度过余生了。

　　FIRE 的核心要义就是"4% 原则"。假设长远看来，指数基金回收利润为每年 7%~8%，阿德尼和 FIRE 组织认为积蓄的 4% 是最合适的提现率："是值得投入养老储蓄的最大比例，这样就不会耗尽全部积蓄。"阿德尼一家生活很简朴，而且没有什么想要的东西。由于每年的总开销不超过两万五千美元，他们可以在安全提现率内愉快地满足生活所需。

很多退休工人会告诉你，休息的鼎盛时期是怎样的，彻底不工作反而是种挑战，需要用新事物填补时间的空缺。整天瘫在沙发上，很快就会厌倦，但据阿德尼所说，不工作不是重点，重点是在喜欢的地方做喜欢的工作，不必担心赚钱与否。阿德尼退休后越来越活跃。"我没办法在沙发或海边坐着超过一个小时，"他说，"假期里，我必须找点体力活，让自己快乐。我发现，哪怕只是一天什么也不做，我也不行。如果什么都不做，就会什么也不想做，很快就会瘫在沙发上变懒，或者睡到中午十一点。对我，不活动就会无聊。"

现在，阿德尼最常做的就是撰写博客，教别人"如何才能过上简单又放肆的休闲生活"。不过，他最喜欢的还是现实世界中的种种，干体力活，把双手弄得脏兮兮的："我无法理解别人看运动赛事的乐趣，我不愿去景点，如果不是堆沙堡，我更不会坐在沙滩上。如果让我独处一天，我也很开心，做木工，健身，写作，在音乐室把玩各种乐器，列清单，执行任务。"他喜欢的很多活动是免费的，甚至能赚钱——都是与创意、手工、解决问题有关的。

阿德尼促成了新的退休定义，跟年长、静养无关。即使退休后，你也可以工作、创业："早日退休，按照这种说法，虽然可能要辞职，但不是放弃工作。早日退休，是放弃工作中毫无意义的部分：通勤、行政事务，以及因为老板追求利润就生产劣质商品。"相反，新的退休形式下，我们可以做自己真正热衷的事情，不管别人是否觉得有用。不要把退休和工作对立，要问问自己："你该如何主宰自己的生活，是愿意继续下去，而不是关心是否需要还下个月的房贷？"这个问题的答案，就是你对退休的新定义，你可以比想象中的更早实现。

练习

检查自己的消费习惯

你是不是总说自己愿意休息，但没钱休息？早日退休计划对你来说是好是坏？或许，是时候检查自己的消费习惯了。你每年的开支有多少？约束你的东西中，哪些是必要的？哪些是非必要的？你是要更多物质，还是要更多自由？如果是追求多赚多花，再多赚也很容易困在其中。但是稍稍反思一下，养成正确习惯，就更容易实现经济独立，早日退休。

人物故事：理查德·布兰森

英国企业家、投资人、慈善家

> "如果还以为人们在办公桌前才能做好工作，这种想法早已过时。我从来没在办公室工作过，我更喜欢一边和家人共享美好时光，一边努力工作。"

> "很幸运能够随时随地工作，不用把工作和娱乐分开，它们都是生活的一部分。我觉得未来这种趋势会更明显，不管是对企业、国家，还是个人，都有好处。……如果你信任别人，把他们当成年人看待，他们就会工作积极又高效，以此回报你。"

你当然不可能在加勒比海有自己的私人小岛，也不可能经营一家囊括投资、医疗、媒体、太空旅游等超400家公司的巨型企业集团。所以，乍一眼看到理查德·布兰森爵士拥有内克尔岛，创办维京集团，会觉得他跟休息沾不上边。但仔细看看，布兰森完全沾得上边。虽然他很成功，还经营着全球诸多公司，他依然有很多休息时间，而且还推动和鼓励员工及其他领导人效仿。

　　布兰森每天很早就起床，大概凌晨 5 点，起来就先运动，打网球、风筝冲浪。他很重视家人，所以锻炼完会和家人一起悠闲地吃个早餐："锻炼和家人，让我拥有好心态，然后开始工作。"他也会在社交和放松中结束每一天，"一天结束时，我一般会和朋友聚餐，分享故事，激发灵感，晚上 11 点左右上床入睡。"在和家人共处的间隙，他也会管理公司。

　　要管理全球这么多公司，布兰森要经常在线，所以他尽可能利用各种互联技术，让自己的工作更有弹性。而且，他会合理地使用技术，也会找时间静思，写日记或记笔记，平衡技术带来的干扰。"除了风筝冲浪或游泳，其他时候不管我在哪儿，在干什么，我都会带着一个笔记本。我的秘密生活妙招就是写下来！如果不随身带着纸和笔，我不知道万一有灵感了，能写在哪儿。"布兰森也不喜欢程式化，希望每一天都可以随心而活，"我不喜欢开会，更愿意边吃饭边聊，如果赶时间，那就边走路边商讨。"写日志，一起用餐，运动，这些都是理查德爵士休息的形式，他不过也是一个普通人。

　　但有一点（其实是其中之一），布兰森一点也不普通，那就是他对待维京集团员工的方式。他坚信，要相信员工，让他们在最适合自己的地点和时间工作。"工作中要和他人完美配合，"他说，"就要互相信任。其中最重要的，莫过于相信他人可以在任何地方完成工作，不需要监督。这就是授权的艺术，也是维京和其他很多公司奉行多年的准则。让他人有选择工作地点的自由，确信大家不管是在办公桌前，还是在厨房，都有动力、有能力完成工作。你的工作不需要只在办公室，而且也不会如此……工作不再是朝九晚五。世界是相通的，如果不接受这一点，公司就会痛失良机。"

布兰森的维京集团自然没有错过。"借助一系列弹性工作制，比如居家办公、不限制请假、互联技术、公司福利，我们切实把员工当成有能力的成年人，"他写道，"维京采用完全弹性的工作制度，让员工自由选择如何工作，何时工作，何地工作，我们坚信这会继续下去……如果大家可以高效工作，就不用工作太久。"布兰森觉得，不久的将来，每周4天工作制会越来越普及，越来越常见，人们的工作时间会减少，"所以休息时间会更多"。虽然他也担心科技进步会让一部分工作消失，"很难平衡"分配工作和休闲，但他还是很有信心做好。如果正确地利用科技，就可以用更少的时间做更多的事，自然有更多时间发挥创意，享受为人的快乐。

让人们在最适合的地方和时间工作，能发挥公司和个人最大的创造力。严苛的工作制度（比如朝九晚五），会让人错过自己最佳的工作时间，因为不是所有人的生物钟都一样。利用先进的工具和技术，切实做到弹性工作，把每个人都当成有能力的成人，让他们找到自己工作与休息的最佳平衡，获得最佳工作成效。

练习

完全弹性制

　　每个人都是独特的，这也正是我们与众不同的地方，不像机器，千篇一律，会被取代，能被预测。与其雇佣一批思想和行动毫无差异的克隆人（或者把普通员工当成克隆人），不如接受团队的多样化，让大家各显神通，为项目贡献自己最有创意的一面。如果强迫他人，只会限制别人的创意潜能，减少信任。相反，要学会利用科技，允许团队工作时间不同步，允许远程办公，让每个人发挥自己特有的才能。

人物故事：小室淑惠与莎拉新井

日本工作、生活平衡咨询师

　　"你的生活不应该由公司说了算，而是家庭。"——小室淑惠

　　"试着想象自己理想的工作和生活，然后尽可能去实现。试想当孩子看到你，觉得'当大人也很不错'，我会鼓励每个人过这样的生活，让孩子们充满希望，期待长大。"　——莎拉新井

　　"过劳死"（karoshi）这个词源于日语，意为过度工作造成的死亡。20 世纪 70 年代，日本人创造了这个词。慢慢地，过劳死成为工薪阶层文化的热词，过劳死现象也在最近达到新的顶峰（或许准确点说是深渊）。2015 年，某一年轻工薪族自杀身亡，还有几起死亡事件都与过劳及其对身体和精神的伤害有关，这才开始引起公众和政府重视。政府开始进行调查，发现日本高达 20% 的工薪族有过劳死风险。除了死亡这种极端后果，过劳工作也影响了生

产力、创造力、生活满意度，这在很大程度上削弱了日本的经济。不过，注定有人会做出改变。

大学期间，小室淑惠曾在美国待过一年，给一位单身妈妈当保姆。那段经历让她深感震惊：美国人的产假跟日本的截然不同。产假期间，美国妈妈会利用时间学习，重返岗位后，升职又加薪。而对日本妈妈而言，有了孩子意味着要放弃工作。极少数重返职场的人，只能在低级职位上。这段经历启发了小室淑惠。回到日本完成学业后，她加入了化妆巨头资生堂公司，发起了一项内部合资项目，鼓励女性重返岗位。项目取得巨大成功，2004 年，小室淑惠获选日本经济新闻社（Nikkei）"年度女性"称号。两年后，她创办了自己的公司：工作与生活平衡公司（Work-Life Balance, WLB），致力把自己在资生堂的成功经验推广到全国。

最初，这家公司主要培养女性既抚养孩子、照顾家庭，又不放弃事业的能力。但她很快意识到，事情的根源远不止此。她自己就遇到了这种问题。和丈夫有了第一个孩子后，丈夫经常凌晨两点才回家，她承受了巨大的育儿压力。虽然刚开始她很生气，但很快意识到丈夫的工作也很辛苦。好在丈夫愿意改变工作方式，夫妻二人共同养育了两个孩子，一家人很幸福。这个转变让她明白，"日本企业的员工的精神健康问题越来越严重"。

WLB 公司主要针对所有的脑力劳动者。工薪一族，尤其是脑力劳动者，他们迫切需要更好地维持工作和生活平衡。"跟生产行业不同，"小室淑惠说，"日本白领一族工作时效非常低。工作和生活的平衡对工薪族非常重要，能帮助他们培养创造力，更能为他们步入新行业做好准备。"尽管日本声誉很好，但日本的生产效率在全世界排名却很低。再没有其他地方像日本这样忙碌随处可见，甚至崇尚忙碌。没有私生活，员工就无法为公司带来新创意，进而形成恶性循环。因为缺少想法和创意，员工只能依靠拼命加班，努力工作来弥补，所以私生活更少，创意更匮乏。反过来，工作时间短一些，工作效率会更高。

虽然名叫工作与生活平衡公司，"其实平衡不是重点，"莎拉新井有次跟我们打电话时说道，"重点是协调。工作和生活相互影响，积极的，消极的，影响是相互的。"认为工作和生活不可兼得，这是种误解。"如果工作时间长，"新井说，"自然就没有生活时间。如果在生活上花费了太多时间，意味着你工作不努力。但这是种误解。你可以两者兼得：工作顺利，生活满意。"WLB 公司目前有 30 余位顾问，新井就是其中之一。虽然在日本土生土长，但父亲是新西兰人，所以她年少时就去过很多国家，接触过很多新的理念。相比其他国家的工作状况，新井觉得"日本的工作对我吸引力不大，所以我将来会去其他国家工作定居"。

但是新井读大学期间，妈妈因癌症去世。虽然她经常陪伴妈妈，但依然后悔没能再多陪陪她。她发现，随着老龄化人口增多，加上当前的工作文化，很多日本人有这种感受。一次偶然，新井看到了小室淑惠写的书，深知"日本需要这样改变。唯有此，成年人才能享受工作和生活，儿童自然也会更开心，这才是我想要定居的日本"。与其等待改变发生，新井决定贡献一己之力，所以她成为最早一批加入 WLB 公司的员工。

WLB 公司全体员工一起，帮助了上千家企业，从小到只有 4 个雇员的公司，到拥有上万名员工的跨国企业。客户范围虽然很广，但方法基本相同。先让公司组建几个小组，每组大概 10 人，每天在一起工作。然后组织会议，询问他们理想的工作状态，帮助他们定义"目标形象"。要求他们务必准确描述喜欢什么样的工作，以及如何跟家人共度时光。最后，新井补充道："一旦他们都设定了自己的目标形象，我们会帮他们一步步实现目标。"

一开始，他们能做的改变微不足道。打扫工作场所；在电子邮件页脚上备注，说明他们正在改善工作和生活的平衡，所以晚上及周末不会收发邮件；或者只是对别人更友善。新井说："很多日本企业中，员工筋疲力尽，还总被说'你不该那样工作'，或者'这是你必须做的'。最终，他们停止思考，不再愿意尝试新点子、新事物。"这样对生产力、创造力、幸福感都有影响。"虽然一步一步走得很小，"她说，"如果能鼓舞大家做有益于他们的事情，公司、客户，乃至整个文化都会改变。"

小变化能带来大进步。如新井所说，"如果能取得每一步的小胜利，就会备受鼓舞，能够应对更大的挑战"。这种大挑战，可能是改变和某个客户的交流合作方式，减轻彼此的负担，让顾客有更好的体验。或者，他们会介入上层管理，提升公司工作和会议的效率。再说一次，每一步迈得都不大，可一旦人感觉到自己可以做出改变，能够表达自己的想法，就会更有动力。

这些小组成员改变了自己的行为，工作时间减少了30%，变得更有动力，更幸福。随着他们开始讨论这种变化，同事们会羡慕，也想跟他们一样。休息的种子便种下了。新井指出："慢慢地，越来越多的小组加入项目，假以时日，终将改变公司。"所有客户中，他们最重视的因素是高质量的关系，"如果团队成员关系融洽，生产力就会提高。"

高效团队的关键是"团队之间的心理安全感，团队成员的合理交流"。绝对不能出现一个人讲、其他人听的情况，应该要人人都发言。在 WLB 也是一样，大家重视高质量的关系，重视人与人之间的心理安全感。他们留意自己的沟通方式，营造大家互相合作支持的制度。他们也会定期开会，反思如何让自己工作得更好、更开心、更高效。每天早上，全体员工会梳理自己的工作，然后通过"晨间邮件"和其他员工分享。所以，大家都知道彼此在做什么，什么时候做，进度如何。"大家互相帮助，有事情互相提醒，出问题互相支援，取得成功了就一起庆祝。"

WLB 并不满足于帮助个别公司，而是致力于影响全社会。在小室淑惠的努力下，日本法律系统有所改变。2019年 3 月，日本出台法律限制加班时间，每月加班工时不得超过 45 小时，每年不得超过 360 小时。这些变化让日本社会重新思考自己传统的工作方式。虽然有些问题是日本的特殊国情，但其他国家也出现了类似的趋势。新井希望，"日本的改变能够成为其他国家的榜样，尤其是处于人口红利时期的国家，因为这些国家的人口结构和市场，更容易出

现一样的变化"。新井总结道："我只是希望大家快乐地
享受生活。值得享受的东西太多了，所以如果不去享受，
就是浪费生命！"听取新井的建议，让工作和生活协调起来，
享受自己工作的时间，当然，也要享受休息的时间。

练习

确定你的目标形象

你理想的工作和生活方式是怎样的？自己反
思一下，也可以跟工作的团队一起讨论。一旦确
定自己和团队的目标，就一步一个脚印地朝着目
标努力。用新井的话来说，"目标清晰，想要的
工作方式，想要的生活方式，都很重要。只有这
样才能看到当前生活的改变。一旦明确了自己的
目标，就知道自己该怎样改变"。

养成自己的休息准则

1932 年，伯特兰·罗素宣称："闲暇是文明不可或缺的部分。"希望你现在完全赞同这一观点。但这段引言的第二部分更应该深思："以前，闲暇只属于少数人，而且要归功于大多数劳动者。但是他们的劳动之所以宝贵，不是因为工作好，而是因为闲暇好。随着现代科技的发展，闲暇可以分配得更公平，也不会对文明造成伤害。"罗素走在时代前列，但现在，一百年后，AI 已经能够取代"大多数劳动者"的工作，多亏了 AI，历史上第一次，所有人都能成为有闲阶级。是时候重建一个亚里士多德理想中高贵休闲的社会，这一次，需要人人参与其中。

AI 不会抢走我们的工作，也不会威胁或者弱化人类价值。AI 会打破当前的工作格局，但是能幸存下来的工作，或者新出现的工作，都是以人类创造力和同理心为主的工作。这两项技能，依赖的不是忙碌，而是高效工作和合理休息的平衡循环。

很长时间以来，人类已经压力重重，筋疲力尽，忙碌却低效。最糟糕的是，在这条能够走且应该走的路上，我们毫无创造力可言。我们已经抛弃了那些能带来伟大构想的事情。如果固执不变，要么把自己累死，要么陷入机器人都能做的无关事件上。真正高效的知识型工作不是忙碌，需要更努力，更深思熟虑，需要认真的休闲。我们，不管是个人还是领导者，都应该注意到这一点。

虽然意识到重要性，但闲暇不会像奇迹一样自己出现，尤其在忙碌依然是传统观念的当今世界。我们有责任为闲暇空出时间，捍卫闲暇，不让世界夺走它。虽然有悖常识，但我们需要仔细思考，认真规划我们的闲暇时间，不让它被工作侵占。需要进行各种假设，采取合理手段，需要有良好的行为习惯，让自己更自律。休息准则，必须和职业道德一样坚定。

在未来的工作中，休息准则远比休假政策或周末放松重要得多。要明白，人不可以也不应该，像机器一样工作，更应该接受休息，学会放下，为人类特有的技能感到自豪，而这些技能只有闲暇才能带来。闲暇不是放弃工作，而是工作和生活的重要组成部分。我们的创意和伟大想法，需要时间和空间去孕育，去生根发芽。休息准则是我们找到并解放最深处的创意和人类潜能的保证。

我们相信，已经有公司或个人开始关注同理心和创造力。这种习惯和方式以公司或个人哲学为核心，帮助他们发展壮大，而且很快会成为唯一可行的选择。忙碌的工作很容易实现自动化，而且，任何人，不管牺牲多少时间和生命，都无法超越 AI 在这些工作上的表现。反过来，创造力和同理心在很长一段时间内都会是人类特有的能力。掌握这些技能，掌握新技术，就可以把 AI 当成人类继续发展的助力，而不是阻碍。

允许与 AI 共存，是协调工作和休闲的最佳方式，也是践行休息的最好途径。所以，建议你现在就开始行动起来。

你应该休息，你应该有自己的休息准则，你值得更高质量的工作和生活。我们需要新的工作方式，需要重新开始，需要伟大无畏的思想，需要保持平静，需要更明智地工作。我们应该重建亚里士多德的高尚休闲，营造更多休息时间，寻找更有意义的追求。我们应该和全社会一起，成为伯特兰·罗素口中对人类文明最重要的有闲阶级。我们需要更多领袖和创造者，像书中提到的那些一样。而这一切，都取决于我们。

我们需要你，亲爱的读者朋友，需要你成为有创意、有影响力、有同理心、会休息、会幸福的人，去带领我们迎接未来的工作。

我们的故事

约翰 · 菲奇

本书合著者

我职业生涯的大部分时间活跃在科技初创企业。投资，从零开始设计一些原型，看看人们是否能看到其中的价值。iPhone 刚上市时，我抛下一切开始设计软件。我觉得沉迷工作是唯一出路，你肯定会说我是个工作狂。

不停忙碌，熬夜编程，每周工作超 80 小时，每出一个新的软件就标志着我生命中的一个阶段。家人、朋友、心理咨询师经常说，我应该歇歇，应该放下工作，好好享受周末。我都不理会，不肯离开办公桌。我觉得工作越多越成功，但他们不懂。不过也有一些是他们懂的，而我直到有次超过极限了才明白。

某个礼拜，我工作特别忙，而一段合作多年的关系突然结束，合办的公司也倒闭了。我濒临崩溃，但还是要思考为何会失败。我工作真的很拼命，除了工作什么也不管，忙里忙外。对我而言，休息根本不存在。那段岁月中，很多时候我没陪过身边重要的人。我的意思是，我人可能在，但心没在。很多时候一起吃饭，我也忙着查收邮件。即使是"度假"，我也总想着接下来该研究哪个应用程序。因为总是沉迷工作，从来也没有真的维系过和他人的关系。

好在，两位相识已久的导师改变了我的生活。生活跌入低谷后，他们第一时间找到我，问我是否愿意和他们一起在纽约创办一家新公司。我决定重新开始，所以从得克萨斯州搬到了东海岸。公司成立时，我们来了场静修之旅，想在开始第一个大项目前，夯实一下公司愿景。我只想谈论工作和项目，但很快被他们否决了。他们另有计划，全程只讨论工作文化和休息准则。我很不适应，因为我依然只习惯思考工作，但挣扎没有用，所以我就加入了他们。

一个周末，我们先是散步，后又边吃边聊了好久，终于决定公司文化以定期休息和反思为中心。如果不这么做，公司就不可能成功。公司价值主要是不要沉溺工作太久，不要把"越快越好"（ASAP）当成默认的截止日期。我们最大的不同在于：公司所有人每一个项目都应该集中力量主攻三个月。三个月后，你可以休假一个月，去休息，去反思，去充电，然后以全新的心态，最好是更有趣的心态，重返岗位。因为骨子里的工作狂心态，我很难相信这能行得通，但内心确实又很想尝试一下。颠覆了固有的生活模式后，着实让人大开眼界。

花了三个月完成首个软件产品后，项目组成员各自开始自己的休假，为期一个月。他们中的一个去了足有 600 英里之远的圣地亚哥朝圣之路徒步，在那里学到了慢节奏生活的重要性；一个去了冰岛自驾，看到了各种地形、地貌。而我，去了希腊学做地中海菜，学会在日常休闲活动中提升生活质量。期间遇到一位来自伊卡利亚岛的女士，跟她的交流改变了我对休息的看法。

伊卡利亚岛被誉为"死神遗忘之岛"，随便遇到的一个人都可能已百岁高龄。那天我正在一家小餐馆休息，边喝着茶，边欣赏爱琴海的风光，然后就和这位来自伊卡利亚岛的热心女士聊了起来。我对岛民长寿的秘诀颇有兴趣。她善良又平和，正好还有医学背景。等待上菜的时候，她的一席话改变了我的生活：

"约翰，"她说，"你太在意今天的日程了。你知道吗，在伊卡利亚岛，我们更喜欢悠闲地生活，忘记手表和时钟，不苛刻时间，所以没什么压力。我们无法控制能否与他人协作，所以为何要考虑大家的行程，给自己施加压力呢？

制订计划的时候，上帝都在笑我们。还不如把时间切实投入在能控制的事情上，认真享受和他人一起的美好时光。而且，我敢肯定，你最美好的记忆和想法都是在你不工作的时候产生的。"

她说得很对。我离开办公桌的时候不多，但每次都会有很棒的想法，远比强迫自己找灵感的时候更有效。那次小小的交谈之后，我开始相信休息的力量。

我现在明白，邮箱、通知提醒，都是别人控制我时间和日程的方式。他们不是有意让我效率低下，但我如今会努力不让注意力被干扰。我可以不选择忙碌。现在我就没有查看邮件，也不打算看大多数邮件，因为我现在更关心创造力，邮件并不重要。我有了更多思考时间，不再过度关注手机上的干扰。因为这些改变，我的工作效率更高，质量也更高。而且，也没有哪件事因为不看消息而出了问题。

休假回来后，团队每个人都或多或少变得更好，而且一起把公司管理得更好。多亏公司的休息政策，公司业务得以分权下放。虽然人不在，但为了履行职责，我们会把工作授权给团队其他未休假的人，他们会代为履行核心工作职能。等我休假回来，这些工作职能会有所改进，我必须学习更好的工作方式。因为他们的视角可能跟我截然不同，工作方法也可能更高级，这样一来，大家就必须不断改进工作方式，推动公司发展，避免大家不思进取，停滞不前，同时教会大家放下。因为特意安排休息，大家能做自己真正自豪的工作。

从只沉迷工作，到相信休息的力量，我开始思考，休息是不是对其他人也同样重要？我开始研究这个课题，开设了一个博客，跟很多人对话交流。研究了很久，播出了几期节目之后，我发现，我们公司并非特例，有很多人相信：忙碌绝非实现生命价值的唯一途径，甚至认为忙碌毫无用处。播出了几期关于休息的节目后，很多听者建议我写本有关休息的书，所以就有了现在这本书。

想好提纲后两年，世界发生了巨变。这一段是我在2020年写下的（是本书最后一项任务），新冠感染疫情爆发，全世界都避之不得。现在，疫情形势依然不明朗，不知道什么时候才能恢复正常生活。所有读到这本书的人，当然都逃不过。但过去一个月中，我发现隔离是一件好事，很多人被迫休息。一次我照例去散步（当然保持安全距离！），我看到很多人，也听到很多人，以自己的休闲活动为傲：和邻居谈天说地，怡然自得地做顿饭。人们开始思考，如何长期自律地进行锻炼，重新审视教育，治理环境，如何跳脱陈规旧矩，打造新的现代经济形态。一直以来，散步时我看到，有人说自己好久没散步了，说他们开始思考不再适用的工作环节。人们终于有时间停下来，重新思考工作和闲暇的关系。希望我对未来工作的见解是对的，希望更多人能够自己找到连接。不管疫情如何发展，我持积极心态。疫情教会我们，应该要有像登月计划那样的宏大想法，而且现在就要（之前也需要）。

故此，我参与撰写本书，希望帮助那些跟我之前一样醉心于工作，推掉各种饭局，热衷于查收所有邮件，像机器那样工作却成效甚微的人们。我希望跟我一样过劳工作、压力很大的读者朋友们能够明白，你不仅应该休息、反思、玩耍、恢复，还要知道你所做的这件事能够改变世界。

马克斯·弗伦泽尔

本书合著者

"为什么我总觉得自己效率很低，创意不够？"2017年8月，我在日记中写下了这句话。当时我正在日本藏王温泉小镇，安静地坐在某旧旅舍的客房中，远眺山形市的群山峻岭。我来度假，坐火车慢悠悠地穿过日本村庄，来到此处。生活在快节奏的东京，我觉得逃离城市来小憩几天也不错，还能更好地了解日本，开阔眼界。这不是逃离，我不觉得我希望或者需要逃离什么，我觉得一切都很不错。我爱东京，我也爱我的工作。但短暂地远离几天，让我触动很大。我惊觉自己从未意识到，我的工作很低效，没什么创造力。我还发现，我以前没觉得自己经常被干扰，无法专注。我回想起读博的日子。

我在帝国理工学院攻读量子信息博士学位，导师是大卫·詹宁斯和特里·鲁道夫。你之所以能够看到这本书，很大程度上要感谢他们两人，感谢我在学校读博的那段岁月（准确地说，不经常在学校里）。他们采用"放养"策略，绝对信任学生，给学生完全自由，所以我能够找到自己的工作节奏和方式，发现认真休息能提升很多效率。研究量子物理的时候，我也在跟别人一起创办经营公司，每周还当几个小时的家教，参加超长马拉松训练（最多时一周训练超 15 小时，还不包括热身和拉伸放松），即便如此，我还有时间读课外书，午休，冥想，进行创意项目，和朋友不醉不归（而且挺频繁……），在厨房用咖啡和食物瞎捣鼓美食，研究各种营养保健的方法，尝试不同的饮食和睡眠习惯，等等。尽管如此，我不觉得自己有压力，或者很忙。其实，每天真正工作的时间不超过 4 小时，但这 4 小时效率很高。回想起日本山区的那段生活，我明白那不可能再有了。

　　是什么变了？为什么变了？虽然我喜欢我的工作，但在刚起步不久的 AI 小企业，身为研究人员，我对自己很不满意。虽然我比以前更忙，用在工作上的时间也更多，但日子一天天过去，却没有实质进展。灵感不再自己出现，闲暇时间，我也没动力去追求以前的兴趣。与其说没创意、没效率，我更觉得自己比以前无聊得多。

　　很多时候，我们没发现事情多令人沮丧，虽然时间花了不少，但成就少之又少。每天困在让人分心的事情中，十分满意自己"疯狂又沾沾自喜的忙碌（蒂姆·克雷德在《懒

惰：一种宣言》一书中如是说）"。很多人没发现自己的
工作方式并非最佳。我很幸运，体会过不一样的工作方式。
读博期间，想去别的国家待几个礼拜，立马就可以去；觉
得状态不好，就放下研究课题，做其他喜欢的事情。然后
每次都能有新的想法和动力带回到研究中去，能够立刻弥
补上"浪费"的时间。

　　而且，虽然体会过，也知道可以有（或者说应该有）
不同的方法，回到忙碌的日常工作几个月后，我还是忘了
那些日子学会的东西。去度了一次假，才摆脱各种干扰，
找到了自我。但休假结束后，又回到了每天日常的行为惯例，
忘记自己所感悟到的事情。我没有放弃，我不喜欢这些新
感受（内心旁白"可能是我变老了？"），我开始想要弄
清楚问题所在，思考如何解决。

　　我开始改变，做出大大小小各种变化，想要在"常规"
工作的约束中找到读博时期的那种生活。从清晨开始着手，
我不再直接去办公室，而是先在家或者咖啡店深度工作一会
儿，以此开启每一天。就算在办公室，我也经常停下手中的
活，散个步，酝酿思绪，或者再找一个咖啡店享受安静的时
光。我还不让其他人随意找到我，轻易占用我的时间，他们
也开始表示理解。我工作的价值很高，所以很多同事不在意

我在哪工作，什么时候工作，而且觉得就算看不到我，也知道我一定在其他地方跟他们一样奋斗。

就在那时，我开始记录自己的经历，记录自己如何挣扎着从传统工作模式中找回曾经的创意能力。那些文字似乎引起了共鸣，先是亲朋好友，后是网络上素不相识的人，这也鼓舞了我继续坚持下去，不管是写作，还是找回自己的闲暇。这最终促成了我和约翰的合作，变成了这本捧在你手中的书。

虽然我个人的休息准则有了极大提升，但靠自己影响公司文化的尝试却并不成功，最终，一年后我又一次去深度游，旅行结束后，我辞职了。但我并没有放弃全职工作。我加入了日本Qosmo株式会社，一家主攻AI和其他前沿技术在设计、艺术、音乐等领域应用的小型科技创意公司。我不再和大公司或法律事务所合作，研究如何提升团队绩效，而是用深度学习技术来创作有趣的音乐、生活体验、小说、艺术互动作品等，或者为合作伙伴提供建议，指导他们如何让创意团队更好应对AI时代。公司虽小，但氛围很好。公司目标不再是追求快速发展和辉煌业绩，而是开发高质量的创意产品，丰富人们的生活。大家都明白了休息是非常重要的一部分。就像我们认为AI无法取代人

类的创造力，只能助力增强创造力一样，休息也可以提升
人类的创造力。不应该只是让人们接受各种爱好、副业和
其他东西——比如这本书，而是应该鼓励人们去从事休闲
活动，因为这些积极优质的休闲活动，不仅提升幸福感，
还能回馈我们的工作。要想工作充满乐趣，生活首先要充
满乐趣！

　　我不再觉得全职工作跟读博时期的那种悠闲生活不可
共存。但要共存，就需要相应的公司文化、相应的领导力，
需要彼此信任。确保自己在这种文化中工作，积极地打造
这种文化，是我现在的首要任务。谢天谢地，我现在每天
做的事情，跟读博期间的事情并无本质不同。起床后第一
件事，是磨一杯咖啡，看书一小时。我喜欢咖啡，每天磨
咖啡豆煮咖啡，是我非常重要的仪式（对我这种咖啡因成
瘾的人是这样的）。我在家远程办公的时间比在办公室多
了很多，按自己的节奏安排，远离各种干扰，不时切换工
作场景（家里、咖啡店、户外），在毫无头绪时，寻找新
的灵感。不断变换工作场合，不管是散步还是骑行，我能
够把酝酿环节融入每天的日常生活中，也从副业和爱好中
找到了以往的激情。现在我喜欢的事情主要是制作、表演
电子音乐，烘焙酵母面包，培植蘑菇（不是变戏法那种），

跑步健身保持精力充沛。总的来说，我很开心，创意满满，效率很高，备感充实。

结束之前，我想再简要谈一下休息可能会有的陷阱。休息也没那么简单，需要高度自律，需要有正确的休息准则。撰写本书时，我发现了这一点，教训惨痛。工作带给我的自由，以及作家这个职业的自由，让我未能明确规划组织好自己的时间，导致两件事情互相交织。整体看来每天都很轻松，但有几次，我还是在日程空当中挤时间工作，不管是写书，还是本职工作。日程上没有黑白分明地区分开，而是成了混在一起的灰色地带。我没有清楚明确地安排休息，而是随意穿插在各种事情中，最终把休息和工作混在了一起。虽然这样要好过不停"消磨"，但绝不算理想。有一次，我真觉得自己的那些休息活动让我筋疲力尽。我知道要找回精心有意安排休息的理念。还好，得益于自己向书中提及的伟人们学到了这一点，我很快找回了平衡，精心安排工作和休息。休息是最神奇有力的技能，但它只是一种技能，需要合理地练习应用。

从我和本书合著者的故事中，你应该看到我花了很多时间研究休息的好处。我可以很肯定地说，我生命中最美好的事物、最伟大的成就，不是因为我花了很多时间休息而出现的，是因为休息中的各种休闲活动而出现的。

　　我很幸运，既体会到了合理休息的神奇力量，也体会到了急急忙忙的巨大危害。即便是我，也依然会时不时忘记，不难想象对那些不像我这么幸运，不能同时体会两种感受的人而言，要意识到闲暇的重要性该有多难。但我由衷希望，这本书能够告诉你，偶尔慢下来，不沉溺忙碌，会是怎样的。让我们找回自己的闲暇，重新把闲暇变成生命中最高尚珍贵的事情。

你的休息模式

希望你喜欢本书，希望本书能帮到你。

我们也乐意倾听你的故事！如果你想要分享自己关于休息、休闲、休息准则的经历，或者只是想认识一下，都可以发邮件到 hello@timeoffbook.com。

在 timeoffbook.com 网站上，可以查阅更多关于本书的内容，以及最近更新的内容。

我们也准备了一些互动评测内容，您可以自测并找到适合自己的休息方式。

登录 timeoffbook.com/find·my·rest·ethic，找到自己的休息准则吧。

如果觉得本书有用，不妨当成礼物送给你身边需要休息的朋友。

致　谢

　　约翰欠很多人一顿饭或一杯饮料，感谢他们支持鼓励他写这本书。首先，感谢家人教给他耕作、做饭、招待客人的美好，教会他户外充电，获得新视角。其次，感谢世界各地的朋友，他们的实践组成了书里的内容。他们虽然只字未提偶尔不工作的重要性，但帮他从工作中脱身，去远足，加入鼓圈，再点一杯他不需要的鸡尾酒，让他挑战中午锻炼，鼓励他自律，少一点追求，简单地生活。最后，要先感谢你们——读者，谢谢你们通过休息从生活中获得更多，谢谢你们创作更多有创意又有趣的作品。我们希望你不再疲惫不堪。谢谢你努力改变。

　　马克斯要感谢他的家人，特别是妈妈莫妮卡始终无条件支持他，允许他做自己，不用遵循惯例或其他人的想法。她不会让他太拼命，无论是学习还是工作后，经常问他休息得够不够。她对图书的热爱也影响了马克斯，使他从小就热爱阅读。得益于上述各种因素，最终出版了这本书。谢谢！

马克斯还要感谢朋友、同行作家黄于洋。一开始是黄于洋建议他写下并分享自己的想法，还一直鼓励他继续下去。作为马克斯信任的伙伴，她相信他能坚持自己的承诺和抱负。最重要的是，当写作遇到困难，生活遇到问题时，她总是会倾听他，教他如何成为"放荡不羁的作家"。

马克斯还想感谢其他朋友一直以来的支持和鼓励。特别是鎌田静香，教他如何慵懒地度过星期六，让他在写书瓶颈期仍保持清醒。

我们都要感谢Command+Z Content的优秀编辑安·梅纳德，是她把我们漫无边际的、分散的、冗长的想法，变成现在连贯的、清晰的、你手里拿着的这本书。我们拿着粗糙又笨重的大理石来到她身边，她引导我们凿开大理石的边缘，露出隐藏在下面的美丽雕塑。感谢编辑苏珊·卡希尔，因为她是我们的鹰眼、标点符号杀手、参考文献猎手、还提醒马克斯单词拼写错误。

致所有最早试读本书的读者：非常感谢你们的支持。

当时这本书只有一个模糊的想法，几份简短的草稿。是你们的反馈、想法，最重要的，是你们的热情和鼓励使这本书成为现在的样子，让我们在对自己和所要实现的目标犹豫不决时继续前进。

为此，非常感谢您给予时间和关注。特别是阿丽莎·埃斯特拉达、阿曼达·艾伦、比尔·戴维森、博格丹·塔拉加、卡罗来纳、卡纳瓦蒂、大卫·托普夫、埃里克·乌尔斯、周伊芙琳、法里斯·奥韦斯、加比·乔·福斯特、海莉·弗朗西斯、詹姆斯·贝尔德、詹妮弗·普罗舍尔、迈克·肖格、莫里茨·格拉夫、纳塔利娅·沃尔夫、尼克·沃克、尼科·兰祖伊西、保罗·伦登、莎拉·朗特里·施莱辛格、塞思·威廉姆斯、谢恩·奥唐纳、莎伊娜·杜尼茨、谢伊·苏尔金、托德·斯皮茨、托梅克·鲁特科夫斯基、特雷弗·科布。尤其要感谢安德鲁·阿塔德不停的支持和反馈，有时候他的反馈比我们的初稿更详细。他对休息的理解真地激励了我们。如果你自己的书需要试读者（希望你需要），请告诉我们！

最后，我们要感谢本书中每个故事的主人公，他们用休息精神激励我们，用迷人的故事取悦我们，给出了清晰可行的示范，启发我们把休息时间融入生活。我们特别感谢那些花时间与我们当面交谈、对初稿发表意见并给予宝贵反馈的人。感谢你们成为这本书的一部分，成为休息运动的先驱者！希望其他人阅读本书时能以他们为榜样。